高血压
自我管理

陈伟伟 —— 主编

中国医学科学院阜外医院主任医师、教授

李宁 —— 副主编

北京协和医院营养科临床营养师、副教授

中国轻工业出版社

图书在版编目（CIP）数据

高血压自我管理 / 陈伟伟主编 . —北京：中国轻
工业出版社，2024.6
　ISBN 978-7-5184-3697-2

　Ⅰ . ①高⋯　Ⅱ . ①陈⋯　Ⅲ . ①高血压－防治　Ⅳ .
① R544.1

中国版本图书馆 CIP 数据核字（2021）第 209680 号

责任编辑：付　佳　　　责任终审：劳国强　　设计制作：悦然生活
策划编辑：翟　燕　付　佳　责任校对：晋　洁　责任监印：张京华

出版发行：中国轻工业出版社（北京鲁谷东街 5 号，邮编：100040）
印　　刷：北京博海升彩色印刷有限公司
经　　销：各地新华书店
版　　次：2024 年 6 月第 1 版第 2 次印刷
开　　本：710×1000　1/16　印张：12
字　　数：200 千字
书　　号：ISBN 978-7-5184-3697-2　定价：49.80 元
邮购电话：010-85119873
发行电话：010-85119832　010-85119912
网　　址：http://www.chlip.com.cn
Email：club@chlip.com.cn

高血压是常见的心血管疾病，也是全球流行病之一。目前，中国的高血压患病率持续上升，已有约 2.5 亿高血压患者，而且患者有年轻化的趋势。

高血压的危害不容小觑——它意味着心脏超负荷运转，动脉血管遭到损毁，心、脑、肾这些重要脏器受到挑战。其导致的后果也很严重，可引发冠心病、脑出血等。高血压通常与血脂异常、高血糖等密切相关，血压得不到控制，就可能引发一系列并发症，对身体产生不良影响。因此，做好高血压的管控势在必行。

2019 年 7 月，国家发布《健康中国行动（2019-2030 年）》，基于目前我国高血压患者数量不断递增的现实，将"高血压防治"列入重大专项行动，并指出自我管理是防治高血压的重要途径。

高血压作为一种慢性病，发病原因多与生活方式相关。所以实际生活中，高血压患者做好自我健康管理计划，并付诸行动，就有望控制血压不蹿高。

本书教读者设定管理目标、管好油盐摄入，并给出运动处方、戒烟方案，以便帮读者切实做好高血压的三级预防，合理有效地管控好血压。书中还针对一些社会上流传的高血压谣言给予科学辟谣，教读者辨明真伪。

实践表明，做好自我管理是控制高血压的有力武器！给自己制订一份合理的计划，管住嘴、迈开腿、保持好心态和规律作息，就可以与高血压和谐共处！

目录
CONTENTS

PART 1   当好血压的"管家"，早管理早受益

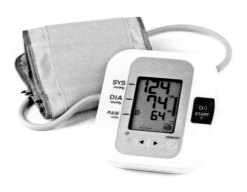

PART 2 控好血压，管好盐和油至关重要

PART 3　动起来，
血管不"锈"、血压不高

PART 4　制订戒烟计划，
不让血压反弹

PART 5   一级预防：高血压"预备军"，将疾病阻断在源头

PART **6** 二级预防：已患高血压，稳控血压是关键

PART 7　三级预防：得了合并症，牢控血压防意外

PART 8　特殊高血压人群，给自己特别的爱

谣言粉碎机

父母患有高血压，子女就一定会得高血压

辟谣

调查发现，高血压患者的子女患高血压的概率明显高于父母血压正常者。然而，高血压是多种因素共同作用的结果，当遗传因素与环境因素共同发挥作用时，疾病才会最终发生。父母患有高血压，子女不一定会得高血压，但每个人都应养成并坚持健康生活方式，定期监测血压（未患病前至少每年测量一次血压）。

高血压是胖人的专利，瘦人不会被高血压盯上

辟谣

高血压的诱因比较多，肥胖仅是其中一个因素，瘦人也会得高血压。年龄增加、长期吸烟、嗜酒、久坐、缺乏运动、高盐饮食等都会促使血压升高，有些身材苗条的人也会得高血压（见36页）。

血压降得越快越低越好

辟谣

得了高血压，有人认为血压高了就要赶快采取降压措施，把血压降得越低越好。其实，降压治疗的原则是缓慢、平稳，通常要 4 ~ 12 周达到降压目标。

血压下降过快、过低，患者会出现一些不适，如头晕等。

血压正常，就可以停药了

辟谣

千万不可自行停药，以免造成血压大幅波动，给心脑血管带来危害。接受药物治疗的高血压患者，即便血压常年维持在正常水平，这种"正常"也是生活方式的改善和降压药物的控制结果。由于高血压还在，如果停止服药，血压极有可能恢复到治疗前的水平甚至更高。因此，高血压患者应遵循"按时服药、定期复查"的原则，切勿擅自停药。如果患者的血压已长期稳定，可咨询医生，在医生的指导下，循序渐进调整用药方案。

药物伤肝肾，用食物降压可以不吃药

辟谣

　　血压高才是伤肝肾的元凶，对肾的伤害尤其厉害。长期高血压可引起肾动脉硬化，导致高血压肾病，严重者会造成尿毒症。所以服用降压药是为了保护肾脏，减少并发症，把高血压的危害降到最低。不少食物虽然含有调节血压的物质，但只能作为辅助手段，并不能取代降压药的作用。

高血压患者不能吃蛋黄

辟谣

　　由于蛋黄中含有较高的胆固醇，于是出现了高血压患者忌食蛋黄的说法。科学证明，这种说法不科学。

　　高血压患者到底能不能吃蛋黄要根据自己的病情而定，如不合并高胆固醇血症，不必过于限制。如果合并高胆固醇血症或有动脉粥样硬化时，则应加以限制，鸡蛋每周吃 3~4 个是可以的。

对别人有效的药对我也一定有效

辟谣

　　血压水平、危险因素、相关疾病、遗传基因等因人而异，这些都决定了高血压在治疗上存在明显的个体差异，医学上称之为"个体化"。例如，一位高血压合并有支气管哮喘的患者，听朋友说 β 受体拮抗剂降压疗效好，于是自行服用，结果却诱发了哮喘发作。现如今降压药有六大类，品种众多，还是把选药开处方的工作交给医生吧。

没有头痛、头晕症状，就不需要服药了

辟谣

　　有些高血压患者总是凭着自我感觉来估计血压的高低，甚至以此来决定是否继续吃药。这样的认知和做法是错误而危险的。其实，高血压患者症状的轻重与血压的高低不一定成正比。而且高血压患者仅凭感觉擅自停药，会造成血压不稳，损害心、脑、肾等重要脏器。

放心吃阿司匹林，却担心他汀药是毒药

辟谣

多年来，在动脉粥样硬化性心血管一级预防中，许多高血压患者在"放心安心"服用阿司匹林的同时，却很担心他汀类药物的不良反应。再加上网上散布一些"他汀会使人提早衰老，引发心力衰竭"的谣言，更使许多人相信他汀是不能服用的毒药。

最新研究显示，在心血管病的一级预防中，阿司匹林可能轻度减少心肌梗死的风险，但增加了消化道出血和脑出血的风险。阿司匹林并不像人们认为的那样，是可以放心使用的安全药物。和所有药物一样，他汀类药物确实也有不良反应，但其降胆固醇作用是明确的，可促使斑块稳定，延缓恶化，作用在动脉粥样硬化心血管病发生发展的上游。而阿司匹林的作用是减少下游的血栓形成。如果能用他汀在上游稳定了斑块，斑块不破裂，就不会有血栓形成。这就好比上游兴修水利，防住了洪水，下游就无须抗洪救灾了。

一定要用"好药"

辟谣

目前还没有任何一类降压药物可以称为是最好的。医生除了需要考虑患者血压升高的程度和并发症的情况外，还要考虑其他因素，选择对治疗有利、不良反应最小的药物。

所谓评价"好药"的三原则：一是安全，长期使用没有明显不良反应；二是有效，服用后降压效果良好；三是可及，即容易获得，包括价廉。

降压药吃久了会产生耐药性

辟谣

有的患者服用降压药一段时间后，发现血压再次升高，不受控制了，便认为自己对降压药产生了"耐药性"。其实，正确服药并不会产生耐药性，这种"耐药性"多是随着年龄增加，尤其是血压控制不佳，高血压病程自然进展的表现。也可能是由于这一时期患者情绪波动、工作压力大、睡眠不足、生活方式不健康等原因造成的。

只要坚持运动，就可以不吃降压药

辟谣

　　运动不能作为单独的降压治疗方法，只能作为高血压综合治疗中的一个重要组成部分，运动替代不了药物治疗。当然，经过一段时间的适度运动后，高血压患者可以请医生根据近期的血压情况，调整原有的用药剂量和方案，但切忌自行停药。

运动会导致血压升高，高血压人群不宜运动

辟谣

　　适度运动不仅能产生明显的降压效果，改善血液循环，提高心血管功能，还有助于控制体重、降血脂、促进机体代谢。高血压患者应坚持适度的有氧运动，比如散步、慢跑、骑自行车等，并以耐受度和遵医嘱为标杆。

晨练比暮练好

辟谣

　　早晨，人的血压较高，尤其是清晨高血压、晨峰高血压患者血栓形成的危险性相对增加。对于高血压患者来说，有氧代谢运动的理想时间应选择在黄昏、晚饭前。睡觉前不宜做大量、剧烈的运动，过度兴奋会影响睡眠。

吃补品、偏方也能根治高血压

辟谣

　　一旦患有原发性高血压，就需要终身治疗，通过药物治疗以及建立健康的生活方式来控制血压，而非"根治"。因此，那些宣称"几个疗程治愈高血压""永不复发"的补品和偏方都是无稽之谈。

PART 1

当好血压的"管家"，
早管理早受益

降血压是一次长途旅行，过程很重要

早发现，高血压的这些表现不能忽视

许多高血压患者通常因为症状不明显而容易大意，有些患者甚至在发生严重合并症时才发现自己患有高血压。因此，及早发现高血压尤为重要，出现这几种表现时，一定要引起警惕。

脑部表现

头痛，部位多在后脑部、前额部、太阳穴（双侧或单侧）为搏动性胀痛，也可以仅有头晕、头沉，压迫感，颈项紧绷感。很多患者在刚睡醒后出现头痛，于剧烈运动、情绪紧张或疲劳后加重。有些人也可有脑中嗡嗡响、耳鸣等症状，高枕卧位时及起床后头痛可以减轻。

肢体缺血表现

少数高血压患者会感觉手脚麻木、有蚁行感；有的人双腿对寒冷很敏感，走路时常常腿疼；有的人会出现背部肌肉疼痛。这些现象都可能是因为血管收缩或动脉粥样硬化使肢体或肌肉供血不足引起的。

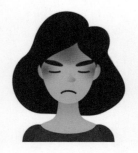 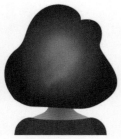

高血压常引发的头痛部位：
后脑部、前额部、太阳穴

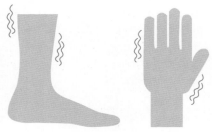

有的高血压患者常会感觉手脚麻木

视力减退

典型案例

60岁的老王感觉近两年视力减退明显，以为是自己年纪大了，没在意。近来又经常头晕、头胀，他去附近卫生院检查，不料测得血压高达180/100mmHg。

视力减退，病根未必在眼睛！当高血压发展到一定程度时，眼底视网膜小动脉发生硬化、水肿，因血流减少而导致视力下降。

眼中布满血丝

典型案例

30岁的小李经常眼睛红肿，还布满血丝，他以为是整天打电玩的缘故，于是买了一些缓解视疲劳的滴眼液。有一天，他从沙发上站起来的时候，突然晕倒在地。到医院检查，测得小李的血压是256/170mmHg。

如果眼中布满血丝，且较长时间不能消退，尤其是合并头晕、头痛等其他不适时，一定要及时测量血压。

···敲黑板 医生有话说

千万要警惕无症状性高血压

高血压的起病方式与症状发展的缓急因人而异。确诊为高血压病的人群中近60%无自觉症状，许多人是在常规体检或其他疾病（如头晕、鼻出血、结膜出血等）的诊治过程中才被发现患有高血压的。

无症状的高血压不易于早发现、早诊断和早治疗，一旦出现心、脑、肾等重要脏器并发症，高血压会更难治。为减少高血压的危害，定期体检及自我监测血压是早期发现并及时干预血压升高的有效方法。健康成人每年应至少测量一次血压。

出现哪些表现，可能是得了高血压

一般情况下，许多高血压患者无自觉症状，但血压升高时也可能有以下表现。

1. 时有头痛，并伴有后脖颈僵硬或肩膀酸痛。
2. 常感头昏脑涨，伴有眼花。
3. 常伴有耳鸣，心情烦躁。
4. 睡不好觉，夜梦多，起床后精神差。
5. 总感觉全身疲倦、酸软无力、手脚麻木。

出现以上表现时可能提示得了高血压，要引起注意。

血压正常高值到高血压，只一步之遥

高血压患者都有一个从血压正常到高血压的演变过程，期间会经历血压正常高值过程。如果没引起注意、没做好防控，就会逐渐发展成为高血压。

什么是血压正常高值

血压正常高值又称高血压前期、临界高血压、边缘性高血压，是血压界于正常血压和高血压之间的状态。一般未使用降压药，2 次或 2 次以上不同时间测得的收缩压在 120 ~ 139mmHg 和（或）舒张压在 80 ~ 89mmHg，即可确诊为血压正常高值。

如何防止血压正常高值发展为高血压

血压正常高值属于过渡阶段，处于该阶段的人应密切关注血压变化，并积极寻找血压升高的原因，如情绪紧张、劳累、吸烟等。

血压正常高值的治疗主要针对诱发因素采取非药物治疗手段，如生活方式的改善（戒烟、锻炼、限盐、减重等）和保持心情愉快。

> **●●● 敲黑板**
> **医生有话说**
>
> ---
>
> **血压正常高值并非一定会转变为高血压**
>
> 一部分血压正常高值者的血压经过生活方式的调整可逐渐恢复正常，有的血压正常高值者会发展为轻度血压升高，但不出现严重的靶器官损害。

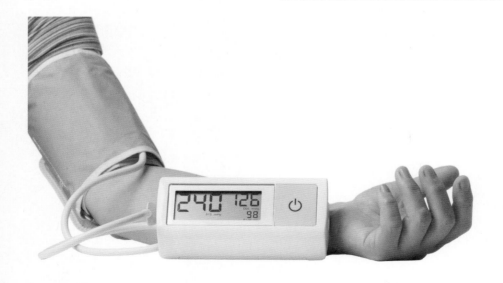

低盐饮食	戒烟、戒酒	情绪稳定，乐观、积极向上

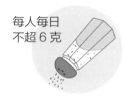

每人每日
不超 6 克

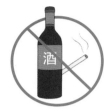

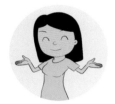

控制体重

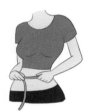

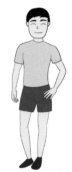

$$\frac{体质指数}{(BMI)} = \frac{体重（千克）}{身高的平方（米^2）}$$

控制在 18.5～24.0

腰围（女性）
<85 厘米

腰围（男性）
<90 厘米

坚持锻炼

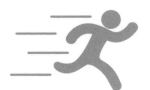

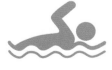

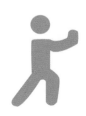

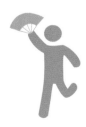

跑步　　　　　　游泳　　　　　　太极拳　　　　　跳舞

保持每周 5 次及以上，每次 30 分钟以上有氧运动

人人都应知道：确诊高血压的黄金标准

以下标准适用于 18 岁以上的成年人。

需要非同日测量 3 次

正常血压是指收缩压在 90～119mmHg，舒张压为 60～79mmHg。未使用降压药的情况下，非同日 3 次测量收缩压 ≥ 140mmHg 和/或舒张压 ≥ 90mmHg，可诊断为高血压；既往有高血压史，目前正在服用降压药的情况下，血压虽低于 140/90mmHg，也应诊断为高血压。

●●● 敲黑板
医生有话说

了解收缩压和舒张压

收缩压也称高压，是当心脏收缩射血时形成的血压；舒张压又叫低压，是在心脏舒张状态形成的血压。需要注意的是，这里的收缩和舒张是指心脏的收缩和舒张，而非血管的收缩和舒张。

高血压患者血压控制满意标准

普通高血压患者	高血压合并糖尿病、肾病患者	65 岁及以上高血压患者
▼	▼	▼
血压 <140/90mmHg	血压 <130/80mmHg	血压 <150/90mmHg

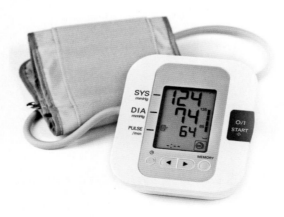

了解高血压的分类和分级

依据血压水平可以将血压分为正常、正常高值（高血压前期）和高血压。继而再按照血压水平将高血压分为1、2、3级，即轻、中、重度。如果患者的收缩压与舒张压分属不同的级别，应按二者中较高的级别分类。单纯收缩期高血压也可按照收缩压水平分为1、2、3级。

血压水平的定义和分类

类别	收缩压（mmHg）	舒张压（mmHg）
正常血压	<120	<80
正常高值（高血压前期）	120～139	80～89
1级高血压（轻度）	140～159	90～99
2级高血压（中度）	160～179	100～109
3级高血压（重度）	≥180	≥110
单纯收缩期高血压	≥140	<90

典型案例

45岁的张女士体检发现血压高达180/90mmHg，此时依据收缩压、舒张压中较高值来判断，该患者属于高血压3级（重度）；若其舒张压<90mmHg，则属于单纯收缩期高血压，但根据收缩压数值应被评定为高血压3级（重度）。

血压水平越高，危险性越大，更易发生诸如脑血管意外、心肌梗死等并发症。此时，降血压至关重要。

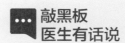

**敲黑板
医生有话说**

单凭一次测量结果不能诊断为高血压

单凭一次血压测量结果不能诊断为高血压，需要间断性观察血压变化。这是因为血压在一定范围内波动是正常的，如早上的血压比晚上高；体力活动或情绪波动会影响血压；医院测得的血压有可能比在家高（即"白大衣效应"）。

为排除"白大衣性高血压"，更加精准地确诊高血压，评估个体血压波动特点，医生在启动药物治疗前，还会建议患者做一次动态血压监测。

年龄越大血压越高，控压势在必行

一直以来，高血压都被视为"老年病"，即使高血压发病呈现年轻化趋势的今天，其主要人群依然是老年人。

不要觉得年纪大了血压高一点儿没关系

老年人容易血压高，这与其生理特点是分不开的。一般来说，40岁以上的人群，年龄每增加10岁，收缩压就有可能上升10mmHg。原因是动脉血管会随年龄增长发生退行性改变，一是血管壁因细胞老化而硬化，二是不良的生活习惯日积月累，导致动脉硬化。而大血管硬化后弹性降低，正是高血压发病的主要原因。所以，从这个角度来说，人老了，血管变硬了，血压自然就比年轻人高。但这并不意味着年纪大了，出现高血压就是理所当然的事情。

有不少老年高血压患者会说："大夫，我都六七十岁了，高压（收缩压）160（mmHg）应该不要紧。"似乎血压随年龄增高理所当然。抱有这种想法是非常危险的。

岁数大了，要严防高血压

同样的血压值，老年人发生脑卒中和其他心血管意外的危险性要高于同一血压水平的中年人。为什么呢？因为老年人身体各器官健康状况较差，随着年龄增加，往往伴有对健康构成很大威胁的心血管危险因素，如糖尿病、血脂异常、高尿酸血症等。在这种状态下，发生心脑血管意外的危险性会加大，因此年龄越大，患高血压就越危险。

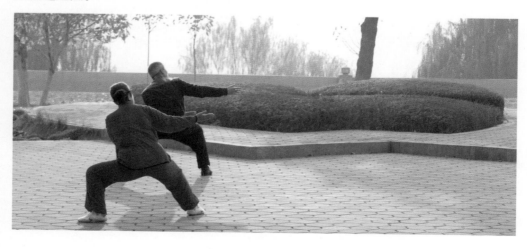

老年人日常生活"四注意"

注意饮食

老年人在日常饮食中要遵循低盐、低脂、高蛋白的原则。食盐的摄入量每天最好控制在6克以下。适量食用植物油，如山茶油、花生油、菜籽油、大豆油等，限制动物脂肪和胆固醇的摄入，这样有利于预防动脉粥样硬化，也便于控制血压。

注意控制情绪

不良情绪可以让心跳加快、血压升高。所以，老年人要注意控制情绪，不为生活琐事所扰，做到泰然处之，这样有助于稳定血压。

注意运动量，睡眠要充足

老年人不管是干家务活还是锻炼身体，都要量力而行，一定不要过度劳累，并且要保证充足的睡眠。

注意穿衣细节

裤带扎得过紧，腹腔受压，腹腔内的血液回流心脏，会让血压升高。因此，老年人的衣裤不可过于紧小，以柔软、宽松为好。

"压力山大"的年轻人也要管好血压

在许多人的观念里，高血压是专属于老年人的疾病，年轻人根本不用担心高血压。然而跟许多疾病一样，高血压患病趋势也越来越年轻化。

青年高血压的发病率持续走高

2019 年，国家心血管病中心发布了《中国心血管病报告 2018》。该报告显示：15 岁以上居民高血压患病率呈上升趋势，18 岁以上居民血压正常高值（高血压前期）检出率为 39.1%。

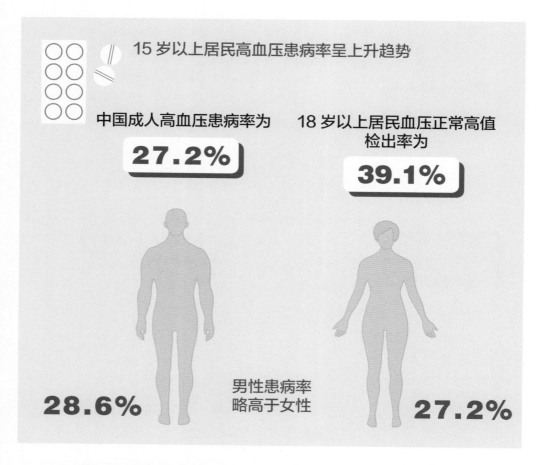

现在越来越多的年轻人被高血压盯上，主要原因有：不良饮食习惯、吸烟和过量饮酒、身心压力过大、缺乏运动。

不良饮食习惯导致血压升高

有一位从事销售工作的青年患者，平时工作很忙，吃饭不规律。这样年复一年，他虽然获得了不菲的收入，身体健康却出了问题。还不到30岁，舒张压就达到110mmHg，收缩压能达到150mmHg。他之所以会得高血压，主要是因为经常吃快餐，饮食不规律以及工作压力大。

现在不少年轻人饮食不规律，吃得多、吃得好，以致身体肥胖，导致高血压提前发病。这时就要规律饮食、控制体重，将血压调控在正常范围。

吸烟、过量饮酒导致血压升高

有一位开公司的年轻创业者，30多岁，白手起家，自己打拼出一家公司。为了不断扩大经营，他经常在酒桌上谈生意。随着公司不断发展壮大，他的血压也随着公司的业绩高了起来。

一些年轻人不加节制，吸烟、长期过量饮酒也会增加患高血压的危险。所以为了自己的健康，请务必戒烟、限酒。

身心压力过大导致血压升高

有一位女白领，还不到30岁，平时饮食非常清淡，身材也很苗条。可是年纪轻轻就患上了高血压，这跟她的工作性质有关。她是做财会的，平时工作认真负责，不敢有丝毫差错，一到月末、年终工作就会特别繁忙，她的血压也开始居高不下。这就是因为压力过大引起的高血压。

一些年轻人是因为心理焦虑、压力大导致的血压升高。其实高血压合并这种心理问题的人很多，他们长期高度紧张，睡眠不佳。这就需要年轻人更加坦然地去面对各种压力，别让自己身心俱疲。

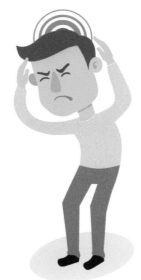

别让孩子过早地被高血压盯上

近些年来，儿童高血压患者有逐年增多的趋势。对于儿童潜在的高血压风险，也应尽早干预。

儿童高血压知晓率较低

和成人高血压相比，儿童高血压的知晓率较低，一方面由于孩子不会或很少能准确地诉说症状，家长也不容易察觉。另一方面，在日常门诊中，也很少有医生会测量儿童的血压，这就使许多儿童高血压患者被漏诊或误诊。

有的家长可能会说："反正没有什么症状，而且孩子的身体器官还在发育，都比较健康强壮，就算血压高一点儿应该也没什么大问题吧？"

一般来说，儿童高血压的确没什么症状，也不如老年人严重。但是，它会慢慢损伤血管、心脏、肾脏和大脑。绝大多数儿童高血压患者成年后会被高血压一直困扰，年纪不大就可能出现心脑血管疾病、肾损害等，后果还是很严重的。

预防儿童高血压，从饮食做起

儿童高血压患者中，九成以上都是小胖墩。要想让孩子远离高血压，最主要的预防工作就是不要让他们热量过剩、过度肥胖。

造成孩子肥胖的原因主要有两个：一是吃得太多。很多孩子摄入的食物分量已远远超过他们身体发育所需要的量。二是吃了太多不健康的快餐、膨化食品和含糖饮料。所以，要控制孩子的饮食，尽量让其少吃零食，确保三餐均衡。

... 敲黑板 医生有话说

家有胖孩，一定要尽早关注孩子血压

家长要把预防孩子高血压这事儿放在心上，防止孩子热量过剩、超重或肥胖。对于肥胖儿童，家长更应该关注孩子的血压情况，最好能定期监测血压，一旦发现异常，及时就医。

增加运动量，增强体质，防控高血压

现在许多孩子除了上课还要上各种兴趣班，并且喜欢玩手机等电子产品，这让他们总是长时间保持静坐状态，缺乏体育锻炼，这也是造成高血压的主要因素。所以，家长要监督孩子每天进行必要的体育锻炼。

学会测血压，我的健康我做主

判断血压高不高，感觉往往不可靠

血压升高了，不一定出现症状；而某些症状出现时，也不一定是高血压引起的。因此，要想判断是否为高血压，正确测量、正确诊断很重要，凭感觉来判断血压高低往往是靠不住的。

凭感觉判断血压高不高，会有哪些风险

高血压对于身体的损害往往是渐进性的，当一个人血压升高时，也并不是一下子飙升的，都是经过血压正常值、血压正常高值逐渐发展成高血压的。这期间，身体往往是在不断耐受与适应，因此，血压升高了却没有什么感觉。

但身体没有感觉，并不代表血压就不用控制了，高血压长期得不到控制，会加速动脉硬化，增加心血管疾病风险。高血压未受控很容易引起心肌梗死、脑卒中，而肾脏、眼等靶器官也会受高血压影响，出现肾病、眼底出血等并发症，心脑肾并发症往往都是血压长期升高得不到控制的结果。发生心脑血管疾病后再来判断高血压，那真的是太晚了。

有人说头疼、头晕就可能是高血压，心跳加快、心慌也可能是高血压，但头疼、头晕也有可能是感冒；而心慌不但可能是高血压引起的，早搏（即期前收缩）等心律失常、低血压、低血糖也可能引起心慌。因此，通过症状判断是否患有高血压，是不靠谱的。

人人都该自测血压

在这里建议人人都要定期进行血压监测，鼓励开展家庭自测血压，建议成年人每年至少测量一次血压。当身体出现不适，也要尽早就医，及时发现问题，并根据身体出现的健康问题合理选择药物控制和治疗，改善不良生活习惯，这才是真正对自己的健康负责。

哪款血压计更适合你

测血压的必备工具是血压计，常用的有手指血压计、腕式血压计以及上臂式血压计。袖带加压法是最常用的血压测量方法，其操作简便、测值准确。

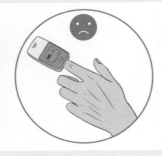

手指血压计
手指血压计是指插入一根手指测量血压的装置。手指血压计通过手指基部测量人体血压和脉搏，将测得的数据输入存储器，并通过显示器读出来。手指血压计的优点是便于携带，但这种方法测量误差较大，一般不推荐使用。

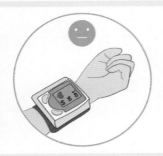

腕式血压计
测量时将腕带缠绕于腕横纹之上，按下开关，能自动测出血压的数值。因为测的是腕动脉压，测量过程干扰因素比较多，测量值会有偏差，但携带方便，适合出差、旅行时使用。

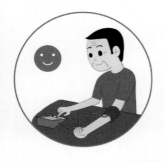

上臂式血压计
测量时，将袖带卷绑在肘关节上方1～2厘米上臂处，手心向上，卷绑松紧适度（可插入1～2根手指）。按下"开始"键进行测量，并记录数值。上臂式血压计测的是肱动脉压，数值较为准确，推荐使用经过国际标准方法认证合格的上臂式电子血压计。

测量血压通常是指肱动脉处测得的体表动脉压，因此测量上臂的血压值是最准确的。

如何正确测量血压，减少误差

测量前

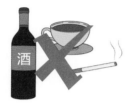
禁酒、咖啡、烟

排空膀胱

安静休息 5 分钟

测量中

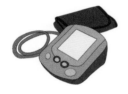
推荐使用上臂式血压计

早上起床后 1 小时内测量

晚上睡觉前 1 小时内测量

露出上臂，绑上袖带并使袖带与心脏在同一水平线，双腿不可交叉，双脚自然放平

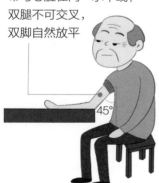

测量时保持安静

把袖带气囊的中心放到肘窝内侧肱动脉处

袖带松紧以能插入1~2根手指为宜，距肘关节2~3厘米

开始测量，记录结果，休息1分钟后重复测量，测量2~3次取平均值

测量频率

开始治疗、调药时或血压不稳定阶段，每天同一时间测量，连续测 7 天（至少 3 天），取后 6 天（或后 2 天）血压平均值，血压控制稳定达标后，每周测量一天即可。

别让血压忽高忽低

高血压患者最主要的任务就是平稳控制血压，让血压保持在正常范围，但是有些人的血压总是忽高忽低，这就要从自身找原因了。

为什么血压会忽高忽低

1. 要考虑血压测量的方式是否正确，如果不正确，特别是存在血压测量即时波动的现象（一半人群），如果仅测量一次，就会出现测量值高估和波动过大的现象。

2. 身体及情绪的变化也会导致血压发生波动，比如运动、焦虑等。

3. 疾病因素，如甲状腺功能异常、糖尿病，也可能导致血压波动。

4. 不规范用药会导致血压波动，包括擅自增加药量或者频繁调药，血压升高就吃药、不高就不吃药等。

如果血压总是忽高忽低，请先考虑是否是上述因素导致的，然后有针对性地解决这些问题。

测血压为什么常会出现误差

如果自测血压与在医院就诊时测得的结果相差很大，就要咨询医生，找出可能存在的原因。

1. 疾病的影响。房颤及其他心律失常患者由于每次心脏的输出量不等，在测血压时会得到不同的测量结果，所以应多测量几次，取平均值。但要注意，不能连续测，每两次测量之间要休息片刻，使上臂血流恢复正常后再测。

2. 袖带的长度对准确测量血压十分重要。如果袖带太长，测得的血压会比实际低；袖带太短，测得的血压会比实际高。测血压的袖带还应区分儿童用和成人用，上肢用和下肢用。

> **··· 敲黑板**
> **医生有话说**
>
> ### 正常的血压波动不必担心
>
> 人的血压在一天中会出现有节律的波动，这是机体进行自我调节的结果，高血压患者需了解血压的这种波动特点。
>
> 一天 24 小时之内，人的血压有 2 个高峰和 2 个低谷：6~9 点为第一个高峰，12~14 点为第一个低谷，16~20 点为第二个高峰，此后血压下降，夜间睡眠出现第二个低谷，而且存在明显的个体差异。正常人血压的波动范围在 30mmHg 左右。

每天关注一点点，
别让血压像脱缰的野马

不犯懒，每天运动一点点

生命在于运动，人如果懒惰不爱活动，时间一长血管就会"生锈"，增加患高血压的风险。因此，坚持多做运动，有利于调控血压。

运动为什么能够促进血压稳定

1. 运动能改善血管状态。长期坚持运动，可使肌肉血管纤维逐渐增大、增粗，血流量增加，管壁弹性增强，这些都有利于控制血压。

2. 运动还能增加微血管血流量。这是因为做中等强度以上的运动时，全身所需要的营养和氧气比平时多，长期坚持适量运动，身体就能适应，使体内微血管更有效地输送血液，以此达到调控血压的效果。

怎样做运动控压效果好

1. 以有氧运动为主，最好选择全身性、有节奏、易放松的运动项目，如降压操、散步、快走、慢跑、游泳等。

2. 运动频率可根据个人能力和适应程度采用每周 5 次及以上的运动频率。

使运动成为生活的一部分

很多人认为自己没有时间锻炼。那么，你是否有时间看电视、玩手机呢？花越多的时间看电视、玩手机，就越容易超重。为什么不每天拿出半小时用于锻炼呢？锻炼，是为了健康和快乐。

实际上，锻炼应该融入日常生活中。如午休拿出 10 分钟散步；下班步行去超市购物；爬楼梯而不是坐电梯；去远一些的公园而不是最近的那个……你会惊奇地发现，这些小小的改变会带给身体很大的变化。

具体操作时，也不用一次性完成所有运动。在一天之中，多次抽出 10 分钟来运动，最终使全天的运动时间加起来达到 30～60 分钟就行。毕竟，动了总比不动强。

　　同时，运动并不总是枯燥乏味的，它们可以变得十分有趣。看看以下列出的运动项目，我们并不陌生。

参加对抗性训练或者参加健身操课程

步行（户外或在大商场里）

游泳

参加舞蹈课程

骑自行车

遛狗

跳广场舞

写出自己喜欢的运动方式：

☐ _____

☐ _____

☐ _____

☐ _____

　　如同我们每天刷牙一样，要使运动成为习惯。同时也可以向家人或朋友寻求支持，说不定他们还想一起加入运动的行列呢！别人的鼓励也会使一切变得更加容易。

控制体重，别让体重疯长

肥胖人群容易患上高血压，其原因有两个：一是肥胖是能量代谢失调的结果，导致人体代谢异常，从而诱发高血压，并且会引起动脉粥样硬化；二是肾上腺皮质功能亢进使机体出现水钠潴留，加大循环血量，从而导致血压升高。可以说，高血压和肥胖是一对形影不离的好兄弟。

控制体重可降低患高血压的风险

肥胖是导致高血压的主要原因之一。对于肥胖的人来说，降低体重有助于预防高血压的发生。所以，大家一定要提高对自我体重管理的重视程度。为了预防高血压，我们要留意体质指数。

如何计算标准体重

例如，张女士年龄 40 岁，身高 160 厘米（即 1.6 米），体重 75 千克，从事会计工作。她的简单标准体重计算方法如下：

$$标准体重（千克）= 身高（厘米）- 105 = 160 - 105 = 55 千克$$

如何计算体质指数（BMI）

体质指数主要用来判断现有体重是否正常。张女士的体质指数计算方法如下：

$$体质指数（BMI）= 实际体重（千克）\div [身高（米）]^2$$
$$= 75 \div (1.60)^2 = 29.3$$

中国成年人体质指数标准

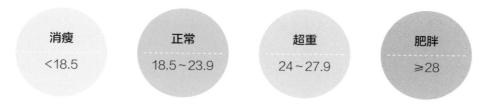

消瘦	正常	超重	肥胖
<18.5	18.5~23.9	24~27.9	≥28

用计算的体质指数数值对照上述标准得知，张女士属于肥胖。

健康饮食与体重管理

培养良好的饮食习惯，可以帮助控制体重。有效的方法是：调整饮食结构及进食节律，控制主食量，多吃新鲜蔬菜，限制肉食、油脂摄入。

1. 日常饮食要规律

饥一顿、饱一顿会促使机体增加对食物吸收率。所以，一日三餐要规律。

早餐多样化，耐饥又营养。一顿营养丰富的早餐应该包括主食（提供碳水化合物），肉类、鱼类、鸡蛋、牛奶等动物性食品（提供蛋白质、矿物质），以及新鲜蔬果（提供维生素和膳食纤维）。

主食（谷薯类）	肉、鱼、蛋、奶类	蔬果类
如全麦面包、馒头、面条、粥等	如牛肉、带鱼、虾、鸡蛋、奶及奶制品等	如凉拌菜、蒸菜、炒菜等；直接食用水果或者打成果汁

午餐要"杂"，控体重、稳血压。健康的午餐应以谷薯类为基础，搭配大量蔬菜、适量水果和肉、鱼、蛋、奶类食物。营养午餐还得讲究"123"比例，即食物分量的分配：1/6 是肉、鱼、蛋、奶类，2/6 是谷薯类，3/6 是蔬果类。

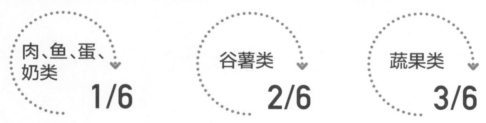

晚餐要"淡"。晚餐的原则是清淡、少盐，尽量减少油脂的摄入，可以试试凉拌菜，对控制体重有积极作用。对于肥胖的高血压患者，要减少午餐和晚餐的主食量。

2. 多吃蔬果（而不是蔬果汁）、全麦等五谷杂粮

粗杂粮、蔬菜、水果等食物中膳食纤维的含量较丰富，有平稳血压、保持大便通畅并减少饥饿感的作用，有助于预防和治疗高血压。

3. 控制脂肪摄入，尽量选择低脂食物

低脂食物热量通常较低，有利于控制体重；低脂饮食也不会摄入过量的饱和脂肪酸，有利于预防和控制高血压。常见的低脂食物有去皮鸡胸肉、洋葱、木耳、豆腐等。

锻炼与体重管理

限制进食量和运动是保持健康体重的两个主要因素：食物提供热量，运动消耗热量。

经常进行体育锻炼的人患高血压的风险要比不锻炼的人低很多。每天进行30分钟的运动，比如爬爬楼梯、散散步、做做广播体操，都有助于控制体重，预防高血压，并且维持心脏健康。过度肥胖的人运动起来很痛苦，运动不当还可能损伤膝关节，因此要注意运动方式的选择，最好在减重后增加运动量。为了自己的健康，早日把过多的体重减下去。

控血压
自我管理这样做

制订减重计划表能够帮助你面对挑战。不过，目标要具体、可行，不要好高骛远。

减重计划表

减重原则 **一低，一动**（低热量膳食+适量运动）

低热量膳食

1. 少吃热量高的食物。低脂并不意味着一定就是低热量。碳水化合物以及添加糖同样含有较高热量。所以不要以为饼干的包装上标明"低脂"或"无糖"就可以随意吃。
2. 减慢进食速度有减少进食量、控制热量摄入的效果。
3. 少吃加工食品，用水果代替零食。加工食品如香肠、咸菜、薯片、午餐肉等往往存在"三高"问题：高盐、高脂、高热量，过多食用会增加血压升高的风险。
4. 少喝酒。酒不仅会使血压升高，还会增加热量的摄入，使体重增加，降低药物疗效。血压正常人群如果饮酒，尽量饮用低度酒并控制量，而高血压患者应尽量远离酒精。

适量运动

1. 将制订的运动计划写下来，放在醒目之处，每天提醒自己。
2. 与家人或朋友结伴运动，可以增强运动趣味，同伴间的鼓励、竞争和指点能促进运动积极性的增长。
3. 选择自己喜欢的运动项目。不同年龄、性格、性别和文化背景的人，喜爱的运动项目大都不一样。仔细分析自己喜欢哪些项目，从中选出感兴趣的，并能长期坚持的。可以选择自己喜欢的几项运动，每周轮流进行。比如，每周两天慢跑，另外两天可以一起和朋友打羽毛球、乒乓球。
4. 让运动变成常态融入生活。每天爬楼梯或围着住宅楼快走也是不错的选择。

即使身材苗条，也要预防高血压

许多人都知道，体形肥胖容易患高血压，于是就有人认为："只要我不胖，就不会得高血压。"这样的想法是不对的。

高血压有多种患病因素

典型案例

在高血压患者中三成左右是体形偏瘦的。最为典型的是一些女性患者，不仅体形消瘦，有的甚至已经到了营养不良的程度，她们对于自己得了高血压非常吃惊："高血压不是富贵病吗？不是吃得太好、太胖才会得吗？我怎么也会得高血压？"

引发高血压的因素除了体重外，还有高盐饮食、年龄、生活习惯、工作压力、性格、遗传、烟酒等。体重超标只是其中的一个原因，因此，大家千万不要误以为只有超重或肥胖的人才会得高血压，身材苗条的人同样也要小心。

身材苗条的人，为何会被高血压盯上

现代人生活节奏变快，工作紧张，不少人年纪轻轻就承受了很多生活和工作中的压力，常常饮食不规律，睡眠不足、质量不高，有的还经常熬夜。这些长期生活在忙碌和压力中的人群，尽管偏瘦，同样易患高血压。

瘦人得了高血压，病情可能比胖人更严重

临床上发现，同样患高血压，瘦人比胖人更容易出现心脏病和脑卒中。出现上述情况的原因可能有两点。

首先，身材苗条的人出现高血压的平均年龄比胖子大，因此其他与年龄相关的疾病，如血管硬化、心脏代偿性肥大等也更明显。瘦人患高血压常常表现为收缩压增高，往往提示动脉硬化，而血管硬化会使动脉本身的弹性降低，增加血液通过小动脉时受到的阻力。这些都容易诱发高血压合并症。

其次，有句话叫"心宽体胖"，在性情、心理素质方面，瘦人往往更倾向于急躁、易激动。而人在情绪激动时，血压也会升高，加重心脑血管的损伤。这也是为什么瘦人若得高血压，平均血压值常会比胖人更高。

···· 敲黑板
医生有话说

瘦人也要时常关注自己的血压

许多平时过于大意的瘦人，等到发现自己患上高血压时，往往已经很严重了。因此，即使没有肥胖这一诱因，也一定要关注自己的血压，平日里重视自我管理、自我监测，以降低心脑血管疾病的发病风险。

给血管做做操，平稳控血压

相信许多人都有类似的体验：长时间保持同一个姿势，当出现头脑发沉或肩膀发酸、发硬时，会习惯性地转动脖子，或十指交叉将头向前或向上拉伸，这其实就是在给血管做操，使僵硬或受压的血管得以舒张，有助于集中精神、促进血液循环。

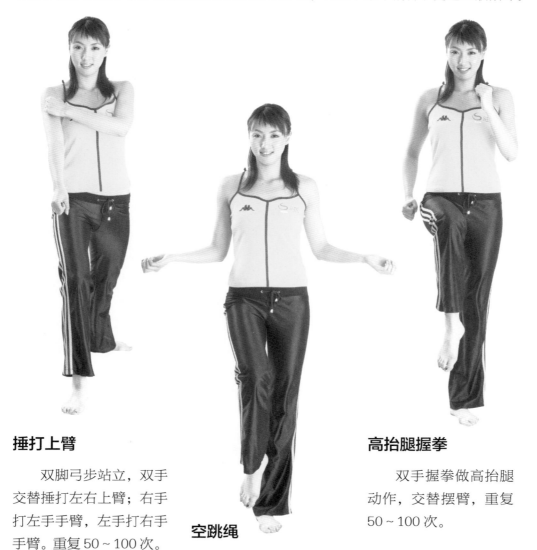

捶打上臂

双脚弓步站立，双手交替捶打左右上臂；右手打左手手臂，左手打右手手臂。重复50～100次。

空跳绳

双手呈握绳姿势，然后模仿单脚跳绳的动作，重复50～100次。

高抬腿握拳

双手握拳做高抬腿动作，交替摆臂，重复50～100次。

你的态度和情绪，
也能影响血压

血压不能承受之重——心理压力

当今社会，生活压力、工作压力逐渐增大，虽说适当的压力会让神经紧张起来，可增添动力，但是长时间持续承受过度的心理压力，就会使血压升高，危害身体健康。

典型案例

45 岁的赵女士 1 个月前确诊为高血压，服药 1 个月后血压波动依旧很大，不适感尤为明显，只好住院治疗。住院 10 余天，上述症状仍未好转。后转到心理门诊就医，发现赵女士其实存在一些心理问题：丈夫在外地工作，为了照顾读高中的孩子，她辞掉了工作，生活非常空虚；她曾服减肥药，却又担心药物的毒副作用伤害身体。赵女士的这些心理问题都可能使交感神经兴奋，进而引起血压升高。高血压是心身疾病，所以，高血压患者如果出现躯体不适，不要忘记心理因素的影响。

别让交感神经一直工作

人的自主神经包括具有兴奋作用的交感神经和具有镇静作用的副交感神经。交感神经在极度压力、紧张和紧急情况时发挥作用。比如，在森林里遇到了猛兽，交感神经在让人震惊的同时，会迅速使血液流向心脏和肌肉血管，并释放葡萄糖以补充热量，放大瞳孔以便更容易辨识周围的情况，这些反应在一秒内即可完成。

日常生活中，人在生气、吵架或发脾气时，交感神经也会兴奋，肌肉的动脉血管就会随之扩张，皮肤和消化系统的血管就会收缩，同时，心跳加快，血压升高。

压力大时交感神经也处于兴奋状态，副交感神经会被抑制。所以，如果长期处于压力、紧张或兴奋的状态下，要学会让自己放松，让紧绷的血管得以舒张。

制订减压计划表

降低目标	制订适合自己的目标计划，不要好高骛远，反而给自己增添压力
分担责任	不要把什么事都往自己身上揽，学会放权用人，把责任分出去一些，减轻自己的压力
给自己放个假	告别忙碌的工作，给自己放几天假，换个环境放松一下
保证休息时间	保证睡眠时间不少于 6 小时，合理安排作息，养成良好的生活习惯
减少应酬	不必要的饭局、应酬能推就推，过多的应酬不仅不利于心脑血管健康，嘈杂的环境也会令人心烦意乱
适当关掉手机	每天找一个固定时间，不去看手机，让大脑放松；睡前尽量把手机关掉，不受干扰才能休息好

营造温馨的家庭氛围，降低心理压力

在和谐的家庭环境中，人人都神清气爽，亲人之间的关爱可以减少应激时所承受的压力，帮助消除烦恼。当人生病时，不仅需要物质方面的支持，更需要精神上的关爱和照顾。高血压患者除了要坚持服药、定期复查，还要低盐饮食、戒烟限酒、减体重，这些若没有家人的关注、配合与监督是很难实现的。

典型案例

有位老年患者因为高血压并发脑卒中，非常苦恼，甚至想通过自杀来解脱。他的家人通过与他不断交流，让他意识到家人始终同自己在一起，疾病没什么可怕的。这样一来，成功打消了患者的消极想法。

心理疾患归根到底是来自于个人认知与周围环境的交流障碍。在寻找心理压力背后原因的同时，家人和社会的关爱、理解与支持也尤为重要。

驾驭不了紧张情绪，高血压就会驾驭你

压力无处不在，无时不在。远古时候，生活环境中充满了危险，给人们带来压力，为了抵御熊、老虎等野兽的袭击，人类的祖先随时做好了奋战或者逃跑的准备。如今，人们的压力变成了预算、账单、最后期限、工作考核、人际关系等。由于挑战改变了，人们需要学习新的技能和技巧来应对。

紧张是一把双刃剑

紧张可以激发人们充分发挥机体功能，实现特定的目标，从而增加生活乐趣。

但如果不能及时调整，从紧张中恢复过来，就可能导致身心疲惫，甚至引发心脑血管疾病。

如何缓解紧张情绪

想要挣脱紧张的束缚，这里有多种放松的方法可供选择。

●●●● 敲黑板
医生有话说

克服紧张，能降低心脑血管病的发病率

人们不能完全消除紧张，因为这是人的正常反应，但可以和它和平共处。学会克服紧张会使身体更加健康，包括增强免疫功能、降低心脑血管病发病率。此外，克服紧张还可帮助人们改善人际关系，减少不愉快。

1. 让笑成为习惯

笑，被誉为"生活的良方""灵魂的安慰剂"和"心灵的慢跑"。笑，是舒缓紧张情绪的好方法。开怀大笑能作用于肺、心脏，并使大脑释放让人感受快乐的化学成分，使肌肉得到放松。即便是微笑，也足以减缓消极的想法和紧张的情绪。

2. 深呼吸

假如你紧张时的反应是呼吸急促，那么深呼吸是可尝试的缓解方式。而且，深呼吸还是其他放松技巧的基础，可以在任何时间、任何地点使用。

舒服地坐下或平躺，缓慢地深深吸气，想象吸入的气体进入了腹腔，小腹要鼓起来了，整个腹腔好像一个被吹起来的气球，保持几秒钟不要呼气。呼气的时候一定要慢，并使气体从嘴中呼出，噘起嘴控制呼气的速度，如同慢漏气的气球。重复上述吸气和呼气的步骤。

3. 想象

借助想象的翅膀，任由思绪飞到一个愉快、安全的地方，身体也因此得到了放松。舒服地坐下或躺下，构思一幅平静、安宁的美景，感受温暖和放松。

别被抑郁打垮

现代生活竞争和压力无处不在，在重重压力下，抑郁人数增加，也促使高血压患病率升高。

抑郁对心脑血管的影响

高血压是一种身心疾病，是生物因素与社会心理因素综合、交互作用的结果，其发病、发展和愈后与心理状况有着密不可分的关系。长期抑郁会导致神经内分泌变化，引起交感神经功能亢进，导致心律不齐、血压升高，最终可能导致高血压病。

典型案例

一年前，刘先生身边有一个关系较好的朋友因高血压脑卒中离世，此后45岁的刘先生就经常焦虑不安。他很担心自己的身体状况，吃不下饭，睡不着觉，一到晚上更加恐惧不安，经常做梦，甚至出现头晕、心慌、胸闷不适，人也瘦了很多。刘先生怀疑自己得了重病，去医院做检查发现血压偏高。

医生说刘先生是长期抑郁导致的睡眠障碍，进而出现血压波动。情绪和睡眠的问题调整好以后，血压就能控制住。经过正规的抗抑郁治疗，2周后，刘先生的血压逐渐降下来了。

抑郁与高血压存在复杂的相关性，目前研究认为抑郁与血压节律的改变、高血压的发病与治疗有关。抑郁是高血压的促发因素，高血压也容易使抑郁加重。所以要想控制血压，首先得治"心"。而且抑郁的人多有睡眠障碍，睡眠结构紊乱，醒来次数较多，交感神经兴奋性高，影响夜间和清晨血压波动。长期失眠会增加高血压、冠心病、脑出血等疾病的风险。所以，改善睡眠尤其重要。

摆脱抑郁情绪的妙招

1 让周围的人了解你的状态。当你感觉不顺的时候，能做的事情是有限的。

2 不要给自己设定过高的目标，尽量避开过于艰巨的任务。

3 遇到困难时要善于寻求和接受他人给予的帮助。

4 善待自己，懂得享受生活，经常嘉奖自己。

5 饮食均衡，多吃富含色氨酸、B 族维生素的食物。

6 多花时间与朋友沟通。

7 每晚保证充足的睡眠。

8 定期冥想、静坐。

9 每周至少进行 5 次 30 分钟以上的运动。

10 多晒太阳，多进行户外活动。

11 有抑郁情绪的人往往不爱凑热闹，不喜欢娱乐活动，甚至萎靡不振。为了改变这种情绪低落的状态，可以多听、多看滑稽幽默的作品，让自己心情愉快，以消除抑郁情绪。走路的时候，暗示自己不要拖拉脚底，要步伐轻快；不要低头缩颈，要昂首挺胸；不要愁眉苦脸，要笑口常开。

高兴，有时也会成为"甜蜜杀手"

不要以为只有负面情绪才会使血压升高，有时候太过兴奋、高兴也会成为"甜蜜杀手"。

过于高兴，为何会使血压骤然升高

每次大团圆的节日（比如中秋节和春节）之后，各大医院的高血压病接诊量都会出现一个明显的小高峰。而且，患者大多数是老年人。这是因为在这些全家团圆的日子里，许多老年人在享受天伦之乐时，情绪波动较大，血压骤然升高，引发脑卒中等意外。

高血压患者为何忌大笑

常言说，笑一笑，十年少。但对于许多血压波动较大的老年人来说，大笑常常会乐极生悲。过于高兴会引起人体交感神经兴奋，血液中的儿茶酚胺等血管活性物质增加，导致血管收缩，心跳加快，血压升高，从而诱发脑出血等意外。

过度兴奋和激动，血压就像坐过山车

激动、兴奋时，血压会大幅波动，就像坐过山车，忽高忽低。所以，高血压患者要警惕容易让自己激动和兴奋的事物。若感觉太兴奋了，就适当平复一会儿，缓一缓，对平稳血压、远离危险是非常必要的。

发怒，升高血压没商量

人愤怒时，由于交感神经的作用会导致心跳加速，外周血管阻力增加，舒张压明显上升。如果原本就有高血压和冠心病，则会使病情加重。因此，愤怒是诱发血压大幅升高以及心脑血管病的原因之一。

高血压患者制怒的心理调剂

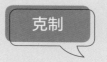

用理智驾驭愤怒这匹"野马"。生理学家认为，理智可降低外界刺激在大脑中引起的兴奋程度。

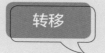

发怒时，如果另外建立一个或几个新的兴奋点，便可抵消或冲淡原来的兴奋点。所以怒气上涌时，分散注意力可使愤怒的情绪得到缓解。尝试有意识地转移话题或做点其他事情，或者离开引怒现场都有一定作用。

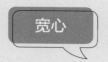

在日常生活中，高血压患者为人处世要宽容豁达，不苛求于人。

心中有不平，要采取合理的宣泄方法。与人闹矛盾后要和对方交换意见，或找朋友交流谈心，这些都是释放、宣泄的好方法。不得已时，大哭一场也可以及时宣泄愤怒。

写日记，
让自我管理成为习惯

降压日记，有哪些好处

有一些高血压患者血压控制总是不理想，时常忽高忽低。这就需要养成写降压日记的习惯，通过日记来督促自己。

降压日记对患者有许多好处，主要体现在以下方面。

及时：监测高峰血压值

前文讲过，人体血压有两个高峰时段，分别是 6～9 点和 16～20 点。这两个时间段患者容易出现血压异常，发生危险，如能将这些时间段的血压值记录下来，对于医生做出准确判断会很有益处。

精准：调整用药更科学

医生会根据患者的降压日记了解患者近期的血压状况，并对用药做出调整。医生会建议患者在血压高峰前服药或在睡前服药等。患者以往用的是短效降压药，调整为长效药则有助于平稳降压。因此，如果患者能将这些做好记录，下次就诊时会有助于医生做出准确判断。

客观：避免跟着感觉走

许多高血压患者身体的神经系统已变得较为"麻木"，因此，有时患者的感觉与实际血压测量结果相差很远，而且很多细节在看病时常常忘记说或说错。如果就诊时带着降压日记，就会避免"跟着感觉走"，让医生根据客观情况选择合适的诊疗方案。

> **⋯⋯ 敲黑板**
> **医生有话说**
>
> ### 降压日记重点记什么
>
> 每位患者情况不同，日记记录的内容也不尽相同，但原则是重点记录"高档期"的血压值——即 6～9 点、16～20 点这两个时段。这些数据对医生做出准确评估十分重要。
>
> 除血压值外，患者要记录每天的服药时间，也可记录自己的饮食和运动状况，尤其是身体出现不适时，比如在吃了哪些食物、做了哪些运动后出现了血压波动等，都要及时记录下来。

记录细节更有助于控压

一份完善的降压日记，需要把降压生活中的细节都记录下来。首先问问自己，是否留意以下问题。

控盐

吃盐太多（包括咸菜、酱菜、酱油、味精、咸鸭蛋等）会明显升高血压。所以，建议在降压日记上记录一天大概吃了多少克盐。

体重

肥胖是引起高血压的重要因素。要想控血压，不减重是不行的。一些轻、中度肥胖高血压患者，体重明显减轻后，血压可以恢复正常。如果你是超重群体，要制订减重计划，记录每天的饮食和运动方案等。

吃药

要每天服药，不能三天打鱼两天晒网。老年高血压患者建议使用药盒帮助自己规律服药。不按要求服药，血压很难控制。建议在日记上写清楚每天的用药量，如加用或更换药物，一定要写明起始时间及剂量，并写明加药或换药的原因。

生活

每天记录当天的气温；日常生活事项应写明有无失眠、劳累、情绪波动等情况，以便了解血压上升有无诱因。
作息不规律、睡眠不足易使血压升高。建议在降压日记上记录每天的作息时间，对照日记逐渐调整。

运动

规律性运动不仅有助于减轻体重，还可以降血压。最好养成每天进行户外运动的习惯，并做好日记。

其他

伴有糖尿病、冠心病、血脂异常等疾病时，要记录所服用的药物及病情状况。

降压日记示例：教你将降压目标有形化

张女士的降压日记

X 年 X 月 X 日

天气：晴　　气温：24℃　　　微风

一、个人情况

65 岁，高血压患者，无合并症，身高 162 厘米，体重 75 千克

二、血压测量值

8 点：150/90mmHg

20 点：145/85mmHg

三、一日三餐安排

早餐：豆浆 250 毫升 + 香葱花卷 100 克（面粉 75 克）+ 番茄炒蛋 200 克（番茄 200 克，鸡蛋 2 个，植物油适量）

午餐：红豆薏米糙米饭（糙米 50 克，薏米、红豆各 20 克）+ 西蓝花炒虾仁（西蓝花 150 克，虾仁 40 克，植物油适量）+ 双仁拌茼蒿（茼蒿 100 克，松子仁、花生米各 10 克，香油适量）

晚餐：发面饼 100 克（面粉 70 克）+ 素炒莴笋 100 克（莴笋 100 克，植物油 5 克）+ 番茄鸡蛋汤（番茄 100 克，鸡蛋 1 个，香油适量）

四、盐摄入量

约 5 克

五、运动锻炼

1. 走路 10000 步（晨起 5000 步，晚饭后 5000 步）

2. 广播体操 10 分钟（10 点）

六、用药

严遵医嘱，按时服用降压药，晨服洛活喜 1 片，睡前服科素亚 1 片。

七、作息

晨起：6 点 30 分

午休：13 点 30 分～14 点 30 分

夜晚就寝：21 点 30 分（无失眠状态）

自我管理小测试
——高血压离你远吗

如果答案是肯定的，就在括号里打"√"。

1　年龄超过 40 岁了吗？　　　　　　　　　　　　　　　　　（　）

2　很晚才睡吗？　　　　　　　　　　　　　　　　　　　　　（　）

3　很少吃粗粮吗？　　　　　　　　　　　　　　　　　　　　（　）

4　很少吃蔬菜和水果吗？　　　　　　　　　　　　　　　　　（　）

5　很喜欢吃油炸食品吗？　　　　　　　　　　　　　　　　　（　）

6　饭菜总是很咸吗？　　　　　　　　　　　　　　　　　　　（　）

7　经常无节制地大吃大喝吗？　　　　　　　　　　　　　　　（　）

8　空腹血糖 >6 毫摩 / 升吗？　　　　　　　　　　　　　　　（　）

9　父母、祖父母、外祖父母中有人得高血压吗？　　　　　　　（　）

10　总胆固醇 ≥ 6.2 毫摩 / 升吗？　　　　　　　　　　　　　（　）

11　超过标准体重 20% 以上，或男性腰围 >90 厘米、
　　女性腰围 >85 厘米吗？　　　　　　　　　　　　　　　　（　）

12　整天坐着，很少运动吗？　　　　　　　　　　　　　　　　（　）

13　脾气大，易生气、郁闷、忧虑，或情绪波动大吗？　　　　　（　）

14　嗜酒，每天饮高度白酒 100 毫升以上吗？　　　　　　　　（　）

15　抽烟且烟瘾很大，每天吸烟 >10 支，持续 1 年以上吗？　　（　）

　　如果对以上问题的答案全部是打"×"，那你患高血压的可能性相对较小；反之，打"√"越多，患高血压的可能性就越大，建议马上采取措施，预防高血压的发生、控制高血压的发展。

PART 2

控好血压，
管好盐和油至关重要

重口味和高血压
是一对"孪生兄弟"

重口味是血压升高的"不定时炸弹"

盐是我们日常饮食中必不可少的调料，但摄入过多又会给身体造成危害。摄入过多的盐，血液中的渗透压就会升高，从而引起水钠潴留，血容量增大的同时也会加重心脏负担，使血压不易控制，因此日常饮食中要控制盐的摄入量。

血压与盐的关系

中国高血压防治指南修订委员会认为，对中国 14 组人群的研究表明，食物中钠摄入量与血压升高成正相关，钠摄入量平均每天增加 2 克，则收缩压和舒张压分别升高 2.0mmHg 及 1.2mmHg。50 岁以上的人和有家族性高血压的人，其血压对食盐摄入量的变化更为敏感，膳食中的食盐如果增加或减少，血压就会随之改变。

而我们日常食用的盐，通常是钠盐，所以盐摄入量与血压升高也成正相关。摄入的盐越多，血压就越高。

从饮食习惯来说，南方偏甜、北方偏咸，故南方高血压发病率低于北方。据研究，摄入正常的盐量，白天的血压高于晚上，而高盐饮食的人夜间血压会明显升高，呈现为夜间高血压，这会增加心肌梗死、脑卒中的风险。

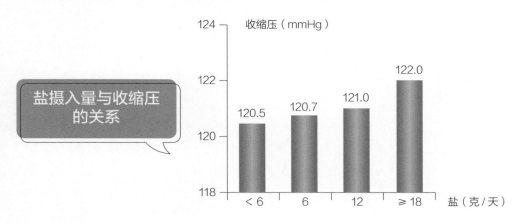

盐摄入量与收缩压的关系

收缩压（mmHg）

- 124
- 122
- 120
- 118

- ＜ 6：120.5
- 6：120.7
- 12：121.0
- ≥ 18：122.0

盐（克/天）

吃盐多为什么血压容易高

血液中钠多→保留水分多→血容量大→心脏负担大→血容量大→对血管压力加大→血压升高（特别是老年人，血管硬化，缓冲能力差）。

清淡饮食的益处

1. 减轻心肾负担，防治并发症。
2. 调控血压，特别是对轻度高血压效果更佳。
3. 中、重度高血压患者可降低血压，提高药效，减少药物不良反应。

你口味重吗？测测一天的摄盐量是否超标

一般普通人每日盐摄入量应在 6 克以下，高血压患者应控制在 5 克以下，病情较重、有并发症者需控制在 3 克以下。同时不要忽略酱油等调味料中所含的盐，并适当多吃含钙、钾丰富的食物，有助于排出体内多余的钠。

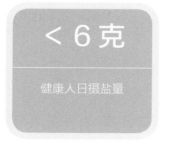

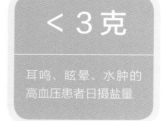

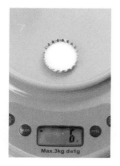

一啤酒瓶盖（去除软垫后）盐约 6 克

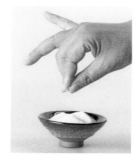

用食指、中指和拇指捏起一撮盐约 0.5 克

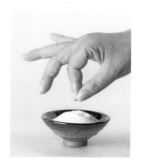

用食指和拇指捏起一撮盐约 0.3 克

由重到轻，改变口味就能降压

医学上有一个术语叫盐敏感，指的是吃盐一多，血压就上去了。健康人群中约有 25% 是盐敏感者；在高血压患者中，约有 60% 是盐敏感者。可见，不管有没有高血压，盐吃太多，肯定是没好处的。

典型案例

之前有一位不惑之年的患者，用了各种药物，血压就是降不下来。后来我仔细问他一日三餐的情况，才了解到他是青岛人，喜欢吃咸菜、咸鱼。我说："不是已经交代你日常饮食要少吃盐、口味淡一点儿吗？"他回答说："是啊，我们家现在做菜放的盐越来越少了，我的确是遵医嘱了啊。"

我对他说："那咸菜、咸鱼里面就没盐吗？这个也要算在你每天摄入的盐分里面。从现在开始，你不能吃这些腌制食品，每天要多吃新鲜的蔬菜、水果。"一周后他再来检查，血压就已经降下来了。

很多人对"口味重"容易导致高血压认识不足

尽管高血压是一种常见病，也知道盐吃得多容易导致高血压，但还有许多人对此认识不足。除盐之外，许多人还喜欢在烹调时放一些含盐高的调料，比如酱油、黄酱、豆瓣酱等。而且，我国膳食结构的特点是副食少、主食多，为了"下饭"，许多人就会在副食里加很多盐。还有一些地区，人们喜欢食用盐腌制品，这些都是导致盐摄入超标的重要原因。

日本人的高血压发病率为何大大降低

曾经，日本人的高血压发病率丝毫不亚于今天的中国。现在他们的高血压发病率却大大降低，为什么呢？因为几十年来，日本人的平均摄盐量普遍下降，口味由重到轻。

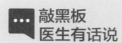
**敲黑板
医生有话说**

低钠饮食不等于盐越少越好

低盐饮食并不是说吃盐越少越好，更不是不吃盐。如果长期过度限制盐的摄入，会导致血钠偏低，引起低钠血症，出现眩晕、食欲不振、四肢无力等现象，严重时还会出现恶心、呕吐、心率加速、脉搏细弱、肌肉痉挛、视物模糊、昏迷等症状，甚至危及生命。

防控高血压，一定要改变"口味重"的饮食习惯

中国人的饮食习惯是早餐吃粥、馒头或者包子，加点儿咸菜或者腐乳。大家可能不知道，单单一块红腐乳就含有5克盐，一小碟榨菜或酱菜（80克）就含有4.7克盐，这样一顿早饭下来，盐量就已经达到一天的标准了。那午饭和晚饭你所吃的盐，就全都是超标的。

薯片、泡面、培根、咸鸭蛋等，也都是高盐食品。另外，火锅底汤的盐含量也非常高。如果经常食用这些食品，就容易患高血压。

控血压
自我管理这样做

要想控制高血压，就一定要改变"口味重"的饮食习惯，控制每天摄入的盐分总量，将其控制在5克内。一定不要只计算做菜时放盐的量，而忽略酱油、味精、咸菜等的含盐量。有些天然食物，比如虾皮、紫菜中也含有盐，所以在烹调这些食物时更要少放盐。

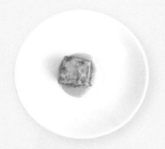

一块红腐乳含盐5克，占每人每日盐摄入总量的83%

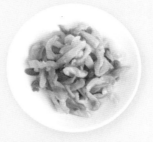

一袋榨菜（80克）含盐4.7克，占每人每日盐摄入总量的78%

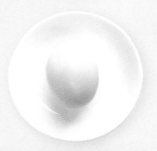

一个咸鸭蛋（50克）含盐2.5克，占每人每日盐摄入总量的42%

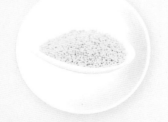

一勺鸡精（5克）含盐2.5克，占每人每日盐摄入总量的42%

简单控盐法，控盐并不难

选具有独特风味的食物

口味重的高血压患者，无法适应清淡无味的低盐菜肴时，可以选择加入洋葱、香菇、芹菜等具有独特风味的食物，这些食物和清淡食物放一起烹调，可以增强口感，提升口味。

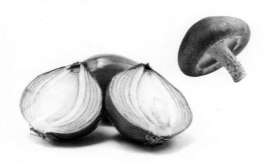

充分利用葱、姜、蒜的香味；巧用番茄、柠檬等酸味食材

葱、姜、蒜可以给食物提香，烹调时多放些葱、姜、蒜等调料，有利于增强食欲。

柠檬、柚子、番茄等食物都有清香的酸味，能够刺激食欲，有利于减少用盐量，还能补充维生素 C。

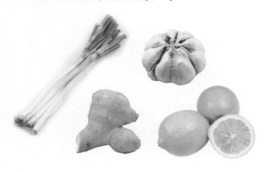

利用芝麻酱、核桃碎调味

芝麻酱、核桃碎味道鲜香，是很好的调料。做凉菜、凉面时加些芝麻酱或核桃碎，即使减少用盐量，饭菜的味道也很可口。

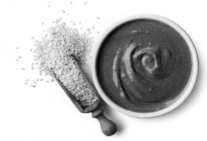

烹调时晚放盐

在食物煮熟或炖汤结束时再放盐，这样食材就不会入味太重，让咸味保留在食材表面，以减少用盐量。

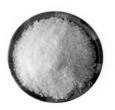

选择应季食材

每一种食物都有自己的味道，选择时令蔬菜，可以充分享受菜品本身的味道，即使做得清淡也很好吃。

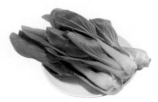

常搭配淡味菜肴

在日常饮食中，要注意经常吃一些不放盐或少放盐的菜肴，如一块蒸南瓜、一盘生黄瓜条、一份白灼虾、一份清蒸鱼等。在正常菜肴中添加一两道淡味菜肴，有利于平衡"重口味"。

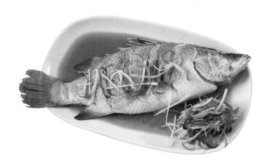

别在汤羹太热时放盐

汤羹温度过高时，舌头对咸味的敏感度就会降低，如果这个时候味道尝起来合适，放至常温时就会偏咸。因此，给汤羹放盐调味时，不妨待其降至常温后再放。

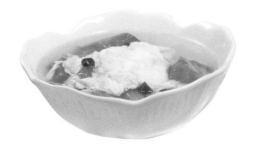

凉菜要即拌即食

做凉拌菜时，不要提前拌好，最好现吃现拌，尽快吃完，这样盐分还在菜的表面和调味汁中，来不及深入食材内部。

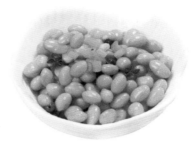

用含盐调料要减少用盐量

除了盐和酱油之外，很多调料和食品配料中都含有盐。甜面酱、豆瓣酱、黄酱、香辣酱等各种酱类调料更是含盐"大户"，做菜时若使用这些调料，就要相应减少盐的量，甚至可以不放。

此外，豆豉、海鲜汁、虾皮、海米、火腿、香肠等含盐量也不少，调味时最好先仔细品尝，再决定要加多少盐。

 控血压
自我管理这样做

高血压患者家中都应备一把控盐勺，能够帮助更好地限盐。控盐勺平平的一勺为 1 ～ 2 克，对掌勺人来说，有了它放盐时心里就有数了。

吃咸了，高钾食物是盐的"克星"

吃盐过多是导致高血压的一个重要因素，还会加重肾脏负担，中国居民的餐饮中钠钾比严重失调，钠摄入超标，钾摄入不足，因此在高血压的饮食治疗中低盐饮食是第一要务。但是如果在外就餐或者赴宴时，不小心吃了高盐食物怎么办？这就需要通过补充一些高钾食物来缓解高钠对人的影响。

高钾食物促进钠排泄

钾和钠像是跷跷板。高钾可以抑制钠的吸收，并促使钠从尿液中排出，降低体内钠含量；同时，还可以对抗钠升高血压的不利影响，对血管有防护作用。所以，可以吃一些高钾食物来缓解高钠的危害。

含钾高的食物有口蘑、绿茶、黄花菜、银耳、香菇、木耳、苋菜、油菜、香蕉、花生、红豆、豌豆等。柚子、香蕉等水果含钾也很高，可适当多食以补钾。

午餐时可用 100 克口蘑、200 克豆腐一起炒熟食用，注意不要添加鸡精、味精等调料。

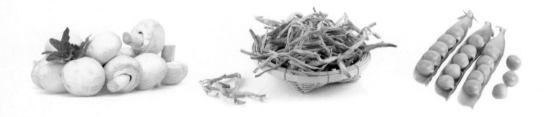

摄入高钾食物的注意事项

肾功能不全的患者要谨慎补钾或不补钾。

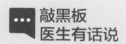 **敲黑板**
医生有话说

高血压患者服药期间更要注意补钾

有些高血压患者出于治疗的需要常常持续服用利尿药，这样会使排尿量增多，钾的流失量增大，易发生低钾血症。所以，服利尿药治疗高血压的患者更应注意补钾。

隐藏的盐，往往伤你最深

有许多盐隐藏在加工食品和调料中，一不注意就会超标。

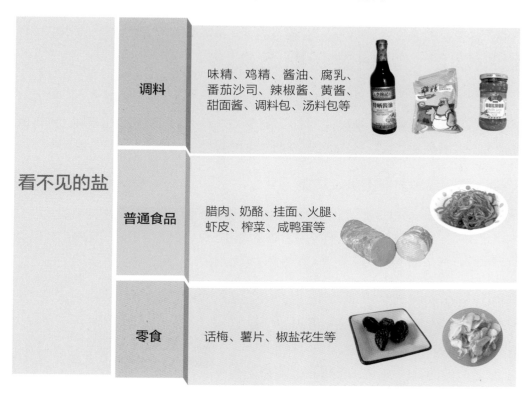

看不见的盐	调料	味精、鸡精、酱油、腐乳、番茄沙司、辣椒酱、黄酱、甜面酱、调料包、汤料包等
普通食品	腊肉、奶酪、挂面、火腿、虾皮、榨菜、咸鸭蛋等
零食	话梅、薯片、椒盐花生等

看食物标签，将高盐食品拒之门外

加工食品中的含盐量会随着工艺的变化而变化。那么，怎么知道食品含多少盐呢？我国颁布的食品安全国家标准《预包装食品营养标签通则》（GB28050-2011）中规定，在食品标签的营养成分表上需标明钠含量。所以在购买加工食品时，只要查看营养成分表，就可以知道这份食品中的钠含量了。一般而言，钠超过 30% 营养素参考值（NRV）的食品要少买少吃。

营养成分表

项目	每100g	营养素参考值 %
能量	2063kJ	25%
蛋白质	4.6g	8%
脂肪	21.0g	35%
—反式脂肪	0g	
碳水化合物	71.0g	24%
钠	750mg	38%

这份食品每 100 克含盐量为 750 毫克，超过 30% 营养素参考值（NRV），因此最好慎食

降血压也要科学控油

低脂饮食，就是要长期吃素吗

许多高血压患者体形较胖，通常医生会要求"清淡饮食、注意减肥"，于是有人干脆成了素食主义者。其实，这样不仅对稳定病情无益，对健康也不利，因为健康饮食的关键在于营养均衡。

长期吃素容易患营养不良、贫血

长期吃素，一味远离动物性食物，其实对身体健康不利。长期吃素易使体内的碳水化合物、蛋白质、脂肪比例失调，造成消化不良、记忆力下降、免疫力降低、内分泌和代谢功能紊乱，最终导致营养不良和贫血。

食物合理搭配有利于降血压

合理搭配食物可使膳食中提供的营养素和人体所需的营养保持平衡。即使是肥胖的高血压患者，膳食中也应该含有一定量的动物性食物，因为动物蛋白所含的氨基酸与人体需求更相符，是植物蛋白（除大豆及其制品）不能替代的。

高血压患者应建立正确的膳食观，在限盐的前提下做到饮食均衡，每天摄入一定的谷物、水果、蔬菜和动物性食品等，可以根据"中国居民平衡膳食宝塔（2016）"来规划自己的一日三餐。

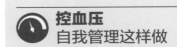

控血压
自我管理这样做

平时少吃点精白米面，把有限的热量留一点儿给鱼、肉、蛋、奶和坚果，就能保证营养均衡。比如米饭少吃1/3，换成等量的白斩鸡块或者清蒸鱼块；把饼干换成一小把核桃仁。这样既能保证食物的合理搭配，还不容易摄入过多热量和脂肪。

脂肪也有好坏之分，别把它当作"洪水猛兽"

虽然很多人都抵触脂肪，但脂肪也有好坏之分。选择健康的脂肪，关注总脂肪摄取量，坚持低脂饮食，你就会从中获益。

慧眼识脂肪

脂肪也称油脂，95% 左右的成分为脂肪酸，脂肪酸包括饱和脂肪酸和不饱和脂肪酸，不饱和脂肪酸又分为单不饱和脂肪酸和多不饱和脂肪酸。另外，还有一种反式脂肪酸。

饮食中的脂肪来自食物本身和烹调时添加的油脂。归纳起来，脂肪有两个主要来源：一是来自动物性食品，如肥肉或猪油，主要由饱和脂肪酸组成；一是来源于植物性食品，如植物油、坚果，主要为不饱和脂肪酸。

多选择不饱和脂肪酸

| 单不饱和脂肪酸主要存在于植物油中 | 单不饱和脂肪酸主要有油酸等，橄榄油和茶油中含量较高。它既能降低血清总胆固醇和低密度脂蛋白胆固醇浓度，又不降低高密度脂蛋白胆固醇浓度，也不易产生过氧化反应造成过氧化损伤。 |

| 多不饱和脂肪酸主要存在于植物油和鱼产品中 | 有两种多不饱和脂肪酸人体不能合成，必须从食物中摄取，包含 $\omega-3$ 脂肪酸中的 $\alpha-$ 亚麻酸（ALA）和 $\omega-6$ 脂肪酸中的亚油酸（LA）。这两种多不饱和脂肪酸是人体必需脂肪酸，主要从植物油和深海鱼产品中摄取，对胆固醇的转运及代谢起重要作用，可以降低血中胆固醇水平。 |

避免摄入过多脂肪，是指不要吃过多含饱和脂肪酸的动物性食品

饱和脂肪酸是影响血脂的主要因素，可以导致血清总胆固醇和低密度脂蛋白胆固醇水平的升高，减少前列腺素的生成，促进血小板聚集。所以要尽量少摄取饱和脂肪酸，最大摄入量应小于总热量的 10%。

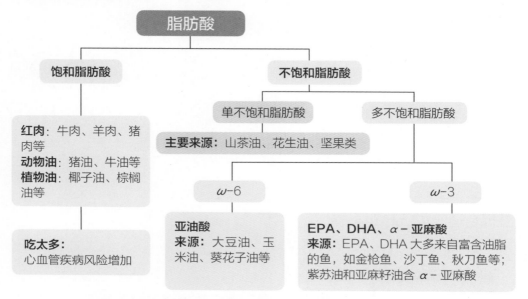

几种常见植物油中的不饱和脂肪酸含量（百分比）

植物油	单不饱和脂肪酸	多不饱和脂肪酸
玉米油	30.6%	52.4%
芝麻油	39.6%	43.9%
花生油	44.5%	34.5%

数据来源：《中国食物成分表标准版》（第 6 版）

避免反式脂肪酸

食品在高温煎炸后反式脂肪酸含量会升高，如炸薯条。另外，烘烤食品，如面包圈、丹麦卷；袋装零食，如玉米片、土豆片；人造黄油及其制品，如饼干、蛋糕中反式脂肪酸含量也很高。

反式脂肪酸分子结构接近于饱和脂肪酸，但比饱和脂肪酸对人体的危害更大，是对心脏危害最大的一类脂肪酸。许多证据表明，反式脂肪酸对健康产生的不良影响远远超过了食品污染和农药残留。

掌握处理方式和烹调妙招

血压高的人，只要选择正确的食材和烹调方式，就可以放心吃肉。

白肉与红肉的选择

白肉（即鱼、禽类肉）与红肉（猪、牛、羊肉）相比，脂肪含量相对较低，不饱和脂肪酸含量较高，对于预防血脂异常、高血压有重要作用。因此，高血压患者可将白肉作为首选肉类。

吃红肉时，高血压患者尽量选脂肪少的瘦肉，不建议吃太多五花肉。另外，最好远离腊肉、香肠、咸肉等高盐加工肉制品。

控血压
自我管理这样做

在日常饮食中，吃炖煮食物时不建议喝汤，因为烹饪时使用的大多数油和盐都溶入汤中。因此最好少喝汤，夹菜时也要注意少带汤汁，以控制油和盐的摄入。

选择合适的烹饪方法

烹饪肉类时尽量采用蒸、煮、涮等方式，既能减少用油，又能减少脂肪的摄入。有些肉类可以通过加工处理来减少脂肪的摄入，如去除瘦肉上附着的肥肉、去除肉皮等。

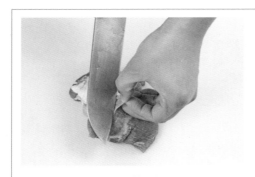

方法 1

处理肉类时，最好先将附着在肉上的肥肉、筋膜、肉皮等剔除，然后再采用合适的方法烹饪。

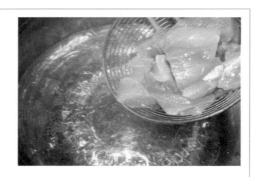

方法 2

烹调前，先将肉放入沸水中焯煮，去除部分肉中的不可见脂肪，经去脂处理后的肉可直接拌入调料食用（热拌），更健康。

食用油琳琅满目，哪种更适合你

人们日常食用的烹调油分为植物油和动物油，二者脂肪酸的种类不同，对健康的影响也不同。

慎用动物油

动物油，如猪油、牛油、鸡油等，富含饱和脂肪酸和胆固醇，不仅容易导致肥胖，还容易造成血脂异常和血压升高。而肥胖又会降低胰岛素的敏感性，使血糖升高，引发糖尿病。因此，为了健康着想，要慎用动物油。

交替、混合食用植物油

现在市面上花生油、菜籽油、大豆油、橄榄油……五花八门，我们该怎样选择呢？

总体来说，山茶油、橄榄油比较好，但是一种油好，就一直吃它，数十年如一日，这种做法也是不科学的。植物油种类繁多，每种油的脂肪酸构成不同，营养特点也不同，多种植物油交替食用才是更健康的选择。

一般来说，大豆油、花生油、菜籽油等都是很好的植物油，可交替或混合食用。《中国居民膳食指南（2016）》也建议，"应经常更换烹饪油的种类，食用多种植物油"。需要说明的是，混合食用并不是将几种油混在一起。

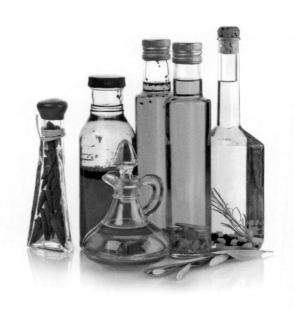

> **⋯⋯ 敲黑板**
> **医生有话说**
>
> **每天烹调用油宜控制在 15～25 克**
>
> 根据《中国居民膳食指南（2016）》的建议，每人每天烹调用油量为 25～30 克。
>
> 过量摄入油是造成中国居民肥胖的一个主要原因。而对于有心血管疾病的患者及其潜在人群来说，每人每天烹饪油用量应该控制在 15～25 克。

少油且不失好味道的烹调方法

炒菜后控油

炒好菜后，将锅斜放2~3分钟，让菜里的油流出来，撇去汤汁再装盘。柿子椒、莴笋等蔬菜吸油少，很适合这种方法。

凉拌菜最后放油

对于凉拌菜，可以在上桌前放几滴香油或橄榄油，然后马上食用，这样油的香气能有效散发出来，食物也来不及吸收油脂，能减少油的摄入量。

用烤代替煎炸

常用煎炸处理的食材，如肉排、鸡米花、骨肉相连等，也可以用烤箱或不粘锅烤熟食用，将食材烤一下味道可口，而且脂肪含量可从煎炸后的22%降至8%以下。

将炒、红烧改为蒸、煮、焯、炖等烹调方法

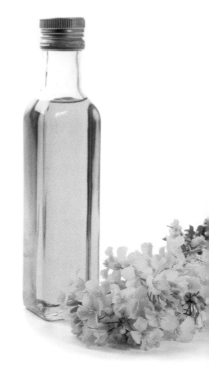

饭菜既想油少又想好吃，可以尝试改变烹调方法。比如炒鸡蛋改为蒸蛋羹，只需几滴香油；红烧鱼改为清蒸鱼，油少，口感也更细腻；红烧羊肉改为清炖羊肉，更加鲜香；炒鸡块改为白斩鸡，少油、味道鲜美。

少吃各种含油主食

人们常吃的煎饼、千层饼、烧饼等含油量都不少。一般来说，放油越多的面食，口感越酥香。米食中炒饭、炒米粉、麻团、炸糕等也都含有较多油脂。高血压患者应尽量少吃这种含油主食，多选择杂粮粥、糙米饭、杂粮馒头等。

偶尔吃了高脂食物别着急，有办法补救

高脂、高热量饮食，是高血压患者的一个禁忌。但是在特殊的节日里，又少不了大鱼大肉，在不能避免的情况下，高血压患者就要适当摄入一些助消化、解油腻的食物。

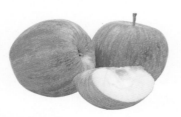

苹果

含丰富的膳食纤维，能促进肠道蠕动，将体内多余的脂肪排出体外

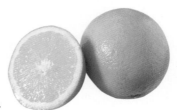

橙子

饱食后喝一杯鲜榨橙汁，其所含的有机酸能促消化、解油腻

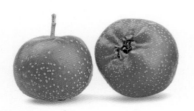

山楂

可促进肠蠕动，助消化，还可以增强胃蛋白酶活性。其所含的脂肪酶能促进脂肪分解，可以消食积，尤其能帮助消化肉类

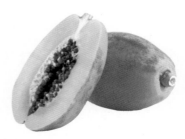

木瓜

含有多种酶，不仅可分解蛋白质，也可分解脂肪

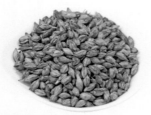

大麦

用炒后的大麦泡茶喝，能促进肠蠕动，助消化，减少油腻食物在体内的停留时间

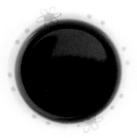

醋

吃过多的鱼、肉等食物感到油腻的时候，适量喝点醋有助于消化

坚果也是低脂路上的"拦路虎"

坚果中富含蛋白质、不饱和脂肪酸、维生素 E、B 族维生素、钙、铁等，适量摄入确实有益血管健康。但其脂肪含量高达 40%~70%。因此，高血压患者吃坚果时一定要注意量，不能多吃，每天控制在 15 克左右。

高血压患者可以吃哪些坚果

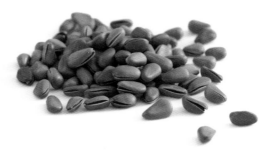

松子仁
松子仁所含的脂肪主要为多不饱和脂肪酸，有助于调血脂、预防心脑血管疾病

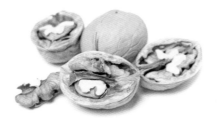

核桃仁
核桃仁富含不饱和脂肪酸，且近一半为亚油酸，有助于预防动脉粥样硬化、降血压；核桃仁中也含有较多的抗氧化成分，经常适量吃一些核桃仁，有助于保持血管壁健康，也可以为人体提供必需脂肪酸

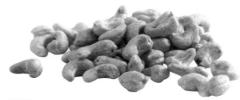

腰果
腰果中的脂肪成分主要是不饱和脂肪酸，其中的单不饱和脂肪酸有助于降血胆固醇

高血压患者不宜吃哪些坚果

不宜吃盐焗类口味重的坚果和各种怪味坚果。盐焗类坚果，就是将坚果洗净后加入植物油和椒盐用手抓匀，然后放入烤箱烘烤。这是一种高热量、高盐的食物，高血压患者不宜多食。

市面上还有一些怪味坚果，有奶油味、绿茶味、五香味等。一般来说，口味越怪，盐和糖添加往往就越多。因此，食用坚果要以原味为佳。

脱脂或低脂牛奶，是高血压患者的首选

市面上，我们可以见到的牛奶种类很多，全脂的、脱脂的、低脂的以及低乳糖的，等等。这让许多高血压患者无所适从，不知道自己应该如何选择。

全脂奶、低脂奶、脱脂奶的差别

全脂奶、低脂奶、脱脂奶是根据脂肪含量的不同来区分的。全脂奶的脂肪含量是 3%，低脂奶的脂肪含量是 1% ~ 1.5%，脱脂奶的脂肪含量一般低于 0.5%，这三种奶在蛋白质和矿物质含量上的区别不大。

全脂奶的脂肪含量高于其余两种奶，这就意味着它的热量会更高。因此，对于高血压患者来说，低脂奶或脱脂奶是更好的选择。

低脂奶、脱脂奶同样能补钙

当一个人的血钠过高、血钙又过低时，其血压就会明显上升。因此，摄入含钙较多的食物有助于维持血压稳定。众所周知，牛奶中含有丰富的钙，而且即使在脱脂过程中，牛奶中钙也不会被除去。所以，低脂奶和脱脂奶中的含钙量与全脂奶相比没有太大损失，仍然有较强的补钙功能。

结合自身实际情况选择牛奶

选择低脂奶还是脱脂奶，可结合自身情况。如果血压不是特别高而体质比较虚弱，需要补充更多营养，可以选择低脂奶。如果本身体形肥胖，血压较高，则建议选择脱脂奶。

控血压
自我管理这样做

高血压患者喝奶补钙有益健康，但中国居民中乳酸不耐受者比较多，可以选择原味酸奶、舒化奶等。

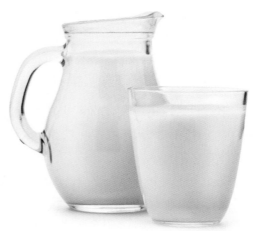

"膳食宝塔"告诉你，控血压就该这样吃

谷薯类：每天 250~400 克

全谷物和杂豆每天 50~150 克，薯类每天 50~100 克

对于中国很多城市居民的食谱来说，粗粮是相对缺乏的。粗粮的范围很广，既包括玉米、高粱、燕麦、小米、薯类、豆类等杂粮，又包括未经过精加工的糙米、全麦面粉等谷物。粗粮具有较高的营养价值，在日常饮食中应适量摄入。

粗粮富含膳食纤维，可改善血管弹性，防止便秘

膳食纤维对高血压的好处有很多，如改善血管弹性、防止便秘等，这些对调控血压都有很好的效果。

多种颜色粗粮搭配食用

五谷杂粮颜色丰富：黑、红、黄、绿、白。我们在日常饮食中也要注意多种颜色搭配着吃。

一般来说，每次搭配 2~5 种最适宜。如高粱可以搭配红豆一起食用；绿豆可以搭配大米、薏米食用；小米可以与玉米、大米搭配食用等。

> **•••• 敲黑板**
> **医生有话说**
>
> **五谷杂粮虽好，但也不能拒绝细粮**
>
> 五谷杂粮虽好，但只吃粗粮也是不健康的。对于高血压人群来说，每天摄入的全谷物和粗粮杂豆比例可稍高一些，但最好不超过 150 克。因为粗粮会影响蛋白质、维生素以及一些矿物质的吸收，过量食用也会导致营养不良。
>
> 此外，日常饮食中要注意粗细搭配或粗细粮轮换食用，这样才能使粗细粮中的营养成分互补，以满足机体需要。

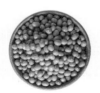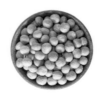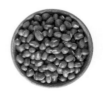

简易量化图解

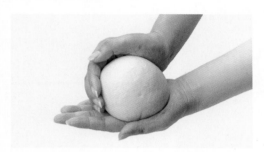

一个手掌可以托住，五指可以抓起的
馒头（熟）约 150 克

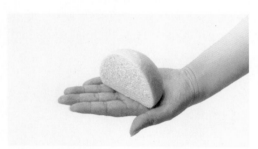

1/2 个馒头（熟）约 75 克

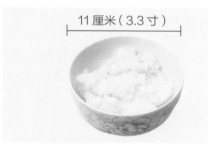

标准碗半碗米饭约 125 克

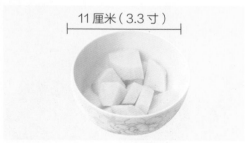

生土豆去皮切块后，标准碗大半碗约 100 克

制作降压主食的 3 大绝招

1. 少添加盐、糖等

制作馒头、发糕、包子类主食时，为了口感更好，有时会添加盐、糖，这会增加钠的摄入量，最好在制作过程中不添加上述调料。

为使米粥更黏稠、润滑，有些人喜欢往粥里加碱，但是这样会破坏其中的维生素等营养成分。还有些人嫌白粥味太淡，喜欢往粥里面添加白糖、盐等调味，这两种做法对高血压患者来说也是非常不可取的。

2. 多蒸、煮、烙，少煎炸

高血压患者宜少吃煎炸类食物，如油条、油饼等，在制作主食时也应少用这类方法，而多用蒸、煮、烙等少油烹饪方法。

3. 把薯类当主食吃

要想真正发挥薯类的优势，应该把它们当主食吃，就是不加盐、油、糖，采取蒸、煮、烤等方式制作，比如烤红薯、蒸土豆等。

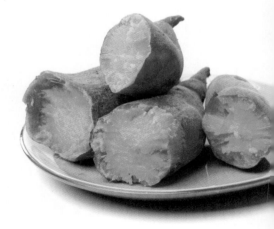

特效降压食谱

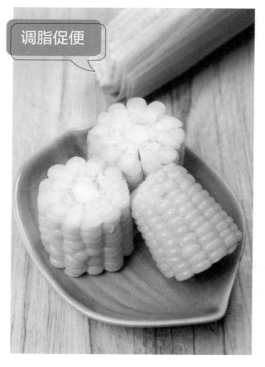

调脂促便

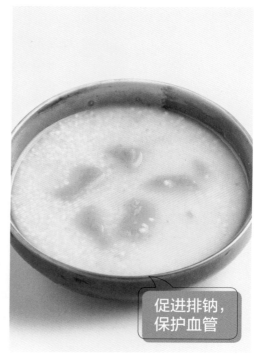

促进排钠，
保护血管

蒸玉米

材料／鲜玉米 300 克。

做法

1　玉米去皮和须，洗净。

2　蒸锅置火上，倒入适量清水，玉米放入蒸屉，开火蒸至锅中水开后再蒸30 分钟即可。

注：本书所有食谱的量均为 3 人份。

小米南瓜粥

材料／小米 100 克，南瓜 150 克，干银耳 15 克。

做法

1　南瓜洗净，去皮、去瓤，切小块；银耳泡发，洗净，撕成碎片。

2　小米淘洗干净。

3　将小米、南瓜块、水发银耳一起倒入锅内，加水大火烧开，转小火煮20 ～ 30 分钟即可。

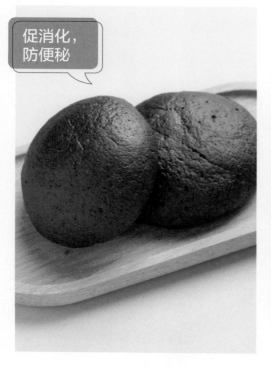

促消化，
防便秘

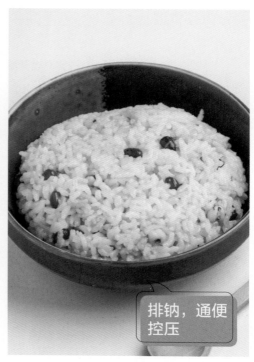

排钠，通便
控压

黑米面馒头

材料／面粉 150 克，黑米面 100 克，酵
母 3 克。

做法

1 酵母用 35℃的温水化开，调匀；面
粉和黑米面倒入盆中，加酵母水和适
量清水搅拌均匀，揉成光滑的面团。

2 将面团平均分成小剂，揉成团，制成
馒头生坯，醒发 30 分钟，送入烧沸
的蒸锅蒸 15～20 分钟即可。

红豆薏米糙米饭

材料／糙米 200 克，薏米、红豆各 40 克。

做法

1 薏米、糙米、红豆分别淘洗干净，用
清水浸泡 2～3 小时。

2 把薏米、红豆和糙米一起倒入电饭锅
中，加入没过米面两个指腹的水，盖
上锅盖，按下"蒸饭"键，蒸至电饭
锅提示米饭蒸好即可。

蔬菜：每天 300～500 克

血管硬化是导致心脑血管疾病的主要原因之一，多吃蔬菜，尤其是绿叶蔬菜有助于软化血管，预防心脑血管疾病。

每天 3～5 种，种类越丰富越好

蔬菜可以分叶菜、瓜茄、菌菇、根茎类等，不同种类的蔬菜营养成分不尽相同，每天 300～500 克的蔬菜不是指单单一种或两种蔬菜，种类应该尽量多一些，这样既可避免口味单调，又能摄取多种营养成分。一般来说，500 克蔬菜最好能有 3～5 种，种类越丰富越好。

多选择高钾低钠的蔬菜

钠是造成血压升高的一个重要因素，增加富钾食物的摄入有助于促进体内钠的排出。钾本身就是人体必需的一种矿物质，在人体内有扩张血管、降低血管阻力的作用，可以抵抗高钠的升血压作用。

因此，建议高血压患者日常食用蔬菜时，多选择菠菜、香菇、冬瓜、木耳、洋葱、苦瓜、扁豆、黄瓜、南瓜、苋菜、豆芽等高钾低钠的品种。

根茎类蔬菜既能当菜又能当饭

相比于其他蔬菜，红薯、土豆、芋头、莲藕等根茎类蔬菜淀粉含量较高，因此也有很多人将其归入主食的行列。如果当蔬菜食用，就要相应减少米面等主食的摄入量，以维持总热量平衡。同时要注意绿叶蔬菜的摄入量。

蔬果巧搭配

以蔬菜菜肴为中心，尝试一些新的食谱和搭配，让五颜六色的蔬果装点餐桌，食物多样化，营养更全面，还能娱悦心情。比如什锦蔬菜、大拌菜等菜肴，更有利于进食更多的蔬菜。

⬛⬛⬛ 敲黑板 医生有话说

凉拌、快炒，营养又低盐

对于大部分蔬菜来说，直接生吃、凉拌、做馅等都是不错的方法，既能减少用油量，使热量更低，又能保全更多的维生素。还可以选择急火快炒或加入面、汤中煮食，尽量不油炸。

简易量化图解

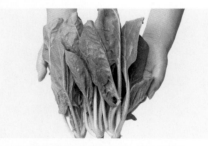

双手捧菠菜（约3棵）约100克

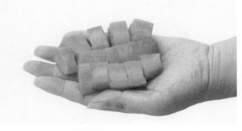

单手捧胡萝卜块约70克

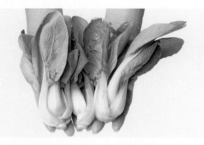

双手捧油菜（约3棵）约100克

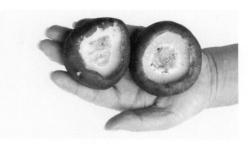

手掌放两朵鲜香菇约50克

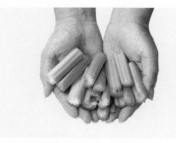

双手捧芹菜段约100克

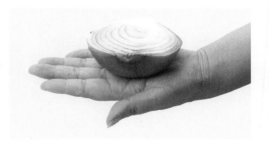

手心托半个洋葱约80克

合理烹调蔬菜的妙招

先洗后切

正确的方法是先把蔬菜洗净，然后再切。不要先切后洗，也不要把蔬菜放在水中浸泡很长时间，这么会使蔬菜中的水溶性维生素和矿物质流失过多。

急火快炒

维生素 C 在 80℃以上快速烹调时损失较少。绿叶菜用急火快炒的方法，能减少维生素的损失。

特效降压食谱

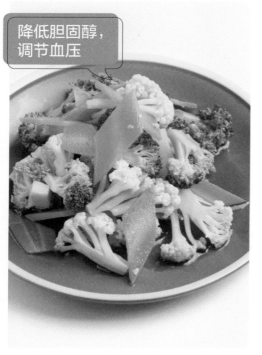

降低胆固醇，调节血压

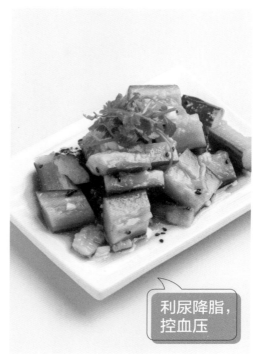

利尿降脂，控血压

什锦西蓝花

材料╱西蓝花、菜花各 250 克，胡萝卜
　　　50 克。

调料╱白糖 3 克，醋 8 克，香油 1 克，
　　　盐 2 克。

做法

1　西蓝花、菜花分别洗净，掰小朵；胡
　　萝卜洗净，去皮，切片。

2　将西蓝花、菜花、胡萝卜片放入开水
　　中焯熟，凉凉。

3　将西蓝花、菜花、胡萝卜片放入盘中，
　　加白糖、香油、醋、盐搅拌匀即可。

拍黄瓜

材料╱黄瓜 400 克，黑芝麻 5 克。

调料╱醋、蒜末、香菜碎各 5 克，香油
　　　少许。

做法

1　黄瓜洗净，用刀拍至微碎，切块；黑
　　芝麻洗净，放锅中干焙至出香味。

2　黄瓜块置于盘中，加黑芝麻、蒜末、
　　香菜碎、醋和香油拌匀即可。

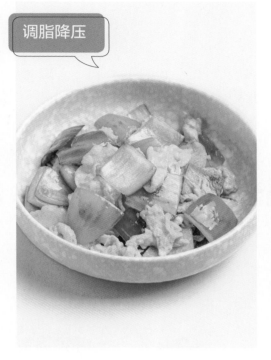

调脂降压

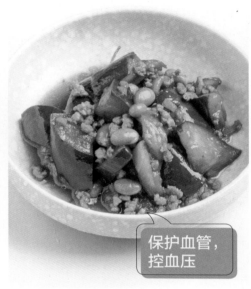

保护血管，
控血压

洋葱炒鸡蛋

材料／洋葱 400 克，鸡蛋 2 个（120 克）。

调料／盐 2 克，醋 1 克。

做法

1 洋葱去老皮和蒂，洗净，切块；鸡蛋
  磕开，打散。

2 炒锅置火上，倒油烧热，倒入鸡蛋液
  炒成块，盛出。

3 锅留底油烧热，放入洋葱块炒熟，倒
  入鸡蛋块翻炒均匀，调入盐和醋即可。

肉末烧茄子

材料／猪瘦肉 150 克，嫩茄子 400 克，
     青豆 30 克。

调料／葱花、姜末各 5 克，白糖 2 克，
     酱油、水淀粉各 3 克，盐 1 克。

做法

1 猪瘦肉洗净，去净筋膜，切末；嫩茄
  子洗净，去蒂，切滚刀块；青豆洗净。

2 锅置火上，倒入植物油烧热，炒香葱
  花、姜末，倒入肉末煸熟，下入茄子
  块、青豆翻炒均匀，加入白糖，淋入
  酱油和适量清水烧至茄子熟透，放盐
  调味，用水淀粉勾薄芡即可。

水果：每天 200～350 克

研究证明，适当摄入水果有利于身体健康。水果富含人体所需的多种维生素和矿物质，如鲜枣、猕猴桃、橙子等含丰富的维生素 C、膳食纤维；香蕉、苹果、柚子等富含钾。高钾、高膳食纤维对高血压患者很有益。

优选新鲜应季水果

吃水果有一个原则，就是优选新鲜应季水果。现在反季节水果越来越多，相对于这些水果，应季水果经过充分日晒，如夏季的桃、秋末冬初的鲜枣等，无论口感还是营养，都会更优。

尽量吃完整的水果

这里的"完整"主要是指水果要带皮吃。很多人在吃水果时会把果皮弃去，但果皮不仅富含维生素 C、膳食纤维，还含有抗氧化的花青素和其他多酚类物质，而且果皮中这些有益成分的含量甚至比果肉还多。

例如，苹果皮中的总多酚含量达 307 毫克 /100 克可食部，总黄酮为 184 毫克 /100 克可食部，原花青素为 105 毫克 /100 克可食部，这些都是有利于调控血压的成分；西瓜皮与西瓜瓤相比，糖分少，有很好的清暑热、除心烦的功效，适于高血压患者在夏季食用。

因此，高血压患者吃水果最好带皮一起吃，也可把皮留下来晒干，泡茶或煮水饮用，还可做成菜食用。

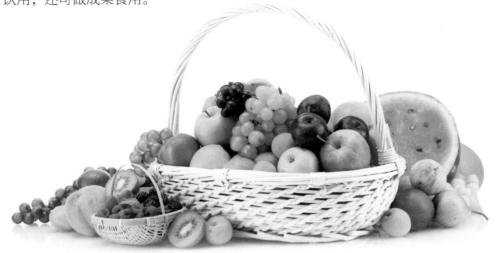

简易量化图解

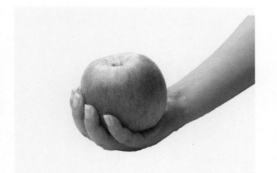

成人一只手可握住的苹果约 260 克

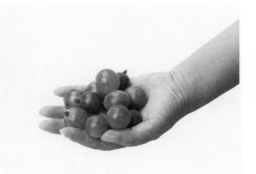

成人单手捧葡萄（14~15 颗）约 100 克

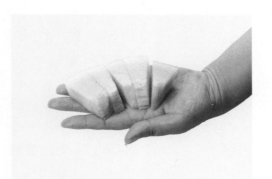

成人单手捧哈密瓜块约 100 克

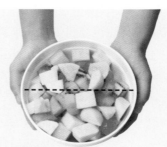

碗直径 11 厘米（3.3 寸）

标准碗满满一碗水果块约 200 克

敲黑板
医生有话说

果汁不能替代鲜果

　　水果是膳食纤维、钾、磷、维生素 C、芳香物质的主要来源。

　　吃水果的健康意义之一，就是为人体提供膳食纤维，"喝糖水"不是水果的价值所在。健康人的牙齿就是为了咀嚼食物的，成年人每天喝果汁，一则浪费了牙齿的功能，二则摄入膳食纤维过少，也不利于肠道健康。即使偶尔喝果汁，也应该亲手打制（不再去渣）。市面上销售的果汁通常糖分过量，营养欠缺，不宜选择。

特效降压食谱

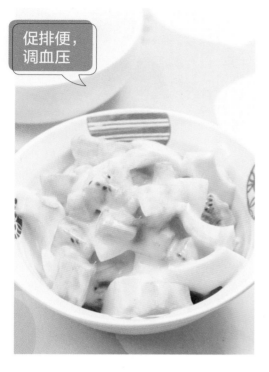

促排便，调血压

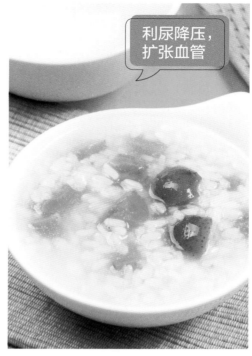

利尿降压，扩张血管

鸡蛋水果沙拉

材料／猕猴桃 200 克，芒果 100 克，鸡蛋 2 个，原味酸奶适量。

做法

1 鸡蛋煮熟，去壳，切小块；猕猴桃洗净，去皮，切丁；芒果洗净，去皮除核，切丁。

2 取盘，放入鸡蛋丁、猕猴桃丁、芒果丁，淋入原味酸奶，拌匀即可。

山楂粥

材料／大米 200 克，鲜山楂 50 克。

调料／冰糖 5 克。

做法

1 鲜山楂洗净，去蒂除核；大米淘洗干净。

2 锅内放入山楂和适量清水煎煮，煮软后加适量清水烧开，下入大米煮至米粒熟烂，加冰糖煮化即可。

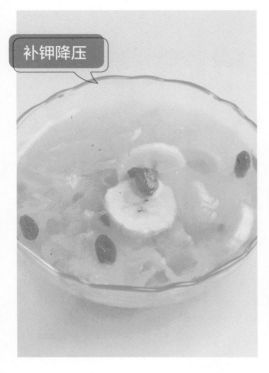

补钾降压

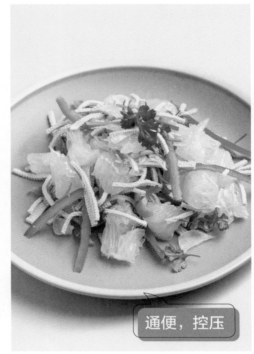

通便，控压

香蕉百合银耳汤

材料╱香蕉 200 克，干银耳 5 克，鲜百
　　合 50 克，枸杞子 5 克。

做法

1　银耳用清水泡发，去杂洗净，撕成小
　　朵，加水上笼蒸半小时；百合剥开洗
　　净，去蒂；香蕉去皮，切小片。

2　将各材料放入炖盅中，加适量清水，
　　小火炖半小时即可。

香拌柚块

材料╱柚子 250 克，红彩椒、豆腐丝各
　　40 克。

调料╱盐 1 克，香油 3 克，香菜段 10 克。

做法

1　柚子去皮，取果肉切块；红彩椒洗净，
　　去蒂除子，切丝；豆腐丝洗净，切段，
　　放入沸水中焯透，捞出，过凉，沥干。

2　柚子肉、香菜段、红彩椒丝、豆腐丝
　　放入盘中，加盐和香油拌匀即可。

肉蛋奶类：科学摄入别超量

为了更好地控制血压，高血压人群要少吃肉食。那么这个"少吃"具体是多少呢？一般控制在每天 40～75 克。

在外就餐时，减少肉类摄入

在外就餐时，会不自觉地增加动物性食物的摄入。所以点餐时要做到荤素搭配、清淡为主，尽量用鱼和豆制品代替畜禽肉。另外，应尽量减少在外就餐的次数。

肉类烹调小妙招

鸡、排骨、牛腩等熬汤时都会出油，食用前将上面的油脂撇出来，这样能在喝汤时减少油脂的摄入。

事先将肉煮至七成熟再切片或丝，炒菜时等到其他材料半熟时，再把七成熟的肉片或肉丝放进去一起炒，这样可以避免炒肉时用油过多，也不影响味道。此外，煮后的肉脂肪总量也会减少。

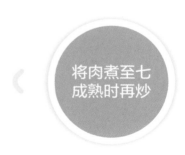

少放油，适当放点鲜味食物提味

蒸、炖肉类时放点香菇、海带等能增加鲜味，这样即使少放油，味道也很香。

高血压患者可每天吃 1 个鸡蛋

鸡蛋中含有较高的胆固醇，很多人因此不敢吃鸡蛋。其实对于不合并高胆固醇血症的高血压患者来说，鸡蛋的摄入量不必限制过严，每天吃 1 个鸡蛋完全是合理的。但伴有高胆固醇血症的高血压患者则要适当限制鸡蛋的食用量，可每周吃 3~4 个全蛋。

每天喝牛奶 300 克左右

牛奶及奶制品中不仅富含钙，还可以补充优质蛋白质，建议高血压人群每天摄入相当于鲜牛奶 300 克的奶类或奶制品。

简易量化图解

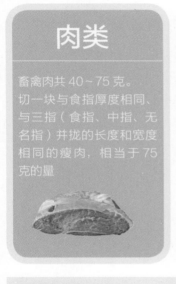

肉类

畜禽肉共 40~75 克。切一块与食指厚度相同、与三指（食指、中指、无名指）并拢的长度和宽度相同的瘦肉，相当于 75 克的量

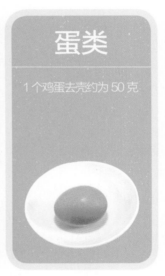

蛋类

1 个鸡蛋去壳约为 50 克

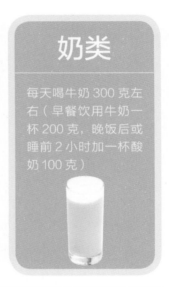

奶类

每天喝牛奶 300 克左右（早餐饮用牛奶一杯 200 克，晚饭后或睡前 2 小时加一杯酸奶 100 克）

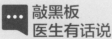 **敲黑板**
医生有话说

乳糖不耐受的高血压患者可喝酸奶或少量多次饮用牛奶

酸奶是牛奶发酵而来的，牛奶中的大部分乳糖在发酵过程中被水解，因此相对牛奶来说，酸奶更适合乳糖不耐受的人。

乳糖不耐受的高血压患者还可以少量多次饮用牛奶，并与其他谷物同食，不要空腹饮奶，即可减轻肠鸣、嗳气和腹泻的症状。

特效降压食谱

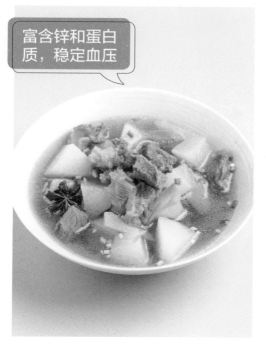

富含锌和蛋白质，稳定血压

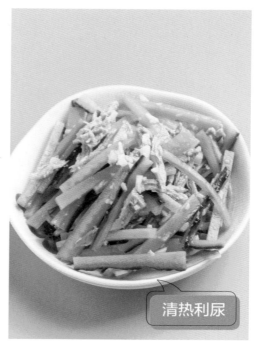

清热利尿

萝卜炖牛腩

材料／牛腩 400 克，白萝卜 250 克。

调料／料酒、酱油各 5 克，葱末、姜片各 10 克，大料 1 个，胡椒粉少许。

做法

1 牛腩洗净，切块，焯烫，捞出；白萝卜洗净，去皮，切块。

2 砂锅置火上，放入牛腩块、酱油、料酒、姜片、大料和适量清水，大火烧沸后转小火炖 2 小时。

3 加入白胡萝卜块，继续炖至熟烂，放入胡椒粉拌匀，撒上葱末即可。

鸭丝拌黄瓜

材料／鸭肉 200 克，黄瓜 300 克。

调料／蒜末、香油、盐各 2 克。

做法

1 鸭肉洗净，煮熟，撕成丝；黄瓜洗净，切丝。

2 取盘，放入鸭丝和黄瓜丝，加盐、蒜末和香油拌匀即可。

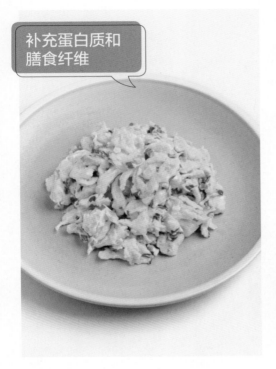

补充蛋白质和膳食纤维

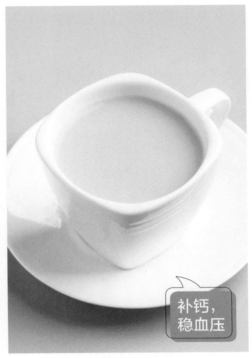

补钙，稳血压

韭菜炒鸡蛋

材料／韭菜 250 克，鸡蛋 2 个。

调料／盐 1 克。

做法

1 鸡蛋打散；韭菜择洗净，切末，加入蛋液和盐，拌匀。

2 起锅烧油，下韭菜蛋液，凝固后翻炒成块即可装盘。

花生核桃豆奶

材料／牛奶 300 克，黄豆 50 克，花生米、核桃仁各 20 克。

调料／白糖少许。

做法

1 黄豆用清水浸泡 4~8 小时，洗净；花生米去杂质，洗净；核桃仁洗净。

2 把花生米、核桃仁和浸泡好的黄豆一同倒入豆浆机中，加水至上下水位线之间，按下"豆浆"键，煮至豆浆机提示豆浆做好，依个人口味加白糖调味。待豆浆凉至温热，倒入牛奶，搅拌均匀即可。

水产类：每天 40～75 克

鱼虾类水产品含有易消化吸收的蛋白质，脂肪含量也普遍较低，而且以不饱和脂肪酸为主，适量食用对高血压患者大有益处。鱼虾类每天推荐摄入量为 40～75 克。

每周至少吃一次鱼，尤其是深海鱼

相比淡水鱼，深海鱼不仅富含蛋白质、维生素、矿物质，而且富含卵磷脂和多种不饱和脂肪酸，可降血脂，改善凝血机制，减少血栓的形成，所以高血压患者可适当多吃一些鱼类，尤其是深海鱼类。

鱼类尽量清蒸或清炖

在鱼类的做法、吃法上，高血压患者宜采用清蒸和清炖的做法，可减少营养流失，味道也很鲜美。

鱼肉去腥小窍门

烹饪鱼类时，可适当加料酒、葱、姜、醋、柠檬汁、胡椒粉等调味，有助于去腥。

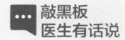

敲黑板
医生有话说

带鱼皮降压功效好

带鱼的鱼皮中含有丰富的蛋白质、磷脂、铁等营养素，其所含的不饱和脂肪酸对调控血压有益。因此，烹饪带鱼时最好不要去掉鱼皮。

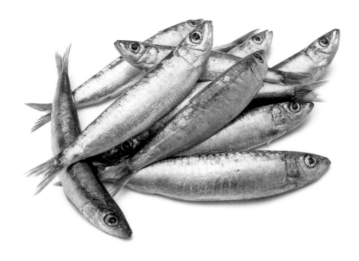

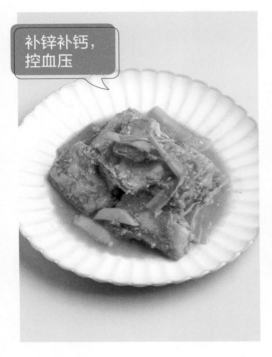

补锌补钙，控血压

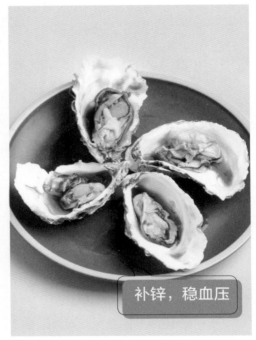

补锌，稳血压

红烧带鱼

材料／带鱼 500 克。

调料／葱段、姜片、淀粉、料酒、酱油、
　　　白糖、醋各适量，盐少许。

做法

1 带鱼洗净，沥水，切段，两面拍淀粉。

2 在平底锅中倒入底油，放入带鱼段，
　倒料酒、酱油、白糖翻炒片刻，加开
　水没过带鱼，放入葱段、姜片、醋，
　大火烧开后转中火烧至汤汁渐干，加
　盐起锅即可。

清蒸牡蛎

材料／牡蛎 500 克。

调料／生抽 10 克，香油 3 克。

做法

1 牡蛎刷洗干净；生抽加香油调成
　味汁。

2 锅内放水烧开，将牡蛎平面朝上、凹
　面向下放入蒸屉，蒸至牡蛎开口，再
　虚蒸 3 分钟左右，出锅，蘸味汁食用
　即可。

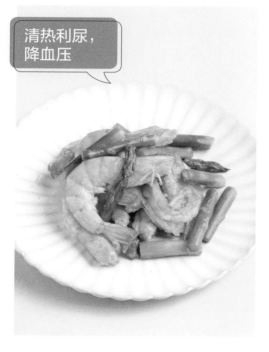

清热利尿，
降血压

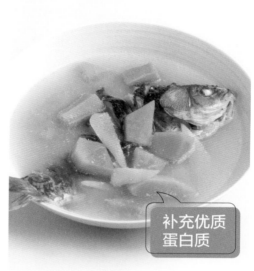

补充优质
蛋白质

鲜虾芦笋

材料／芦笋250克，海虾400克。

调料／葱花、姜末各4克，盐2克，料酒、
　　　淀粉各5克。

做法

1 芦笋去老皮，洗净，切段；海虾去虾
　须，剪开虾背，挑出虾线，洗净，用
　料酒、淀粉腌渍10分钟。

2 锅置火上，倒入植物油烧至七成热，
　放葱花、姜末炒香，放入处理好的海
　虾、芦笋段翻炒至熟，出锅前加盐调
　味即可。

木瓜煲鲫鱼

材料／鲫鱼1条（约250克），木瓜
　　　150克。

调料／姜片5克，盐2克。

做法

1 将鲫鱼处理干净，洗净，鱼身打花刀；
　木瓜去皮除子，切小块。

2 锅内倒入少量植物油，下鲫鱼小火慢
　煎后捞出备用。

3 煲锅内放适量水烧开，放入煎好的
　鲫鱼和姜片，炖至汤变乳白色，再放
　入木瓜块炖10分钟，出锅前加盐调
　味即可。

一图读懂"中国居民平衡膳食宝塔（2016）"

平衡膳食是一种科学的、合理的膳食习惯，它所提供的热量和各种营养素不仅全面，还能保持膳食供给既不过剩也不欠缺，照顾到不同年龄、性别、生理状态及各种特殊情况。这也是养护心脑血管、管控血压的饮食基础。推荐大家根据中国营养学会设计的"中国居民平衡膳食宝塔（2016）"安排日常膳食，获得科学合理的营养饮食方案。

水果类
每人每天应摄取 200～350 克

 猕猴桃
2个，250克

苹果
1/2个，可食部分80克

谷薯类
每人每天应摄取 250～400 克
● 热量的主要来源／粗细搭配
● 全谷物和杂豆 50～150 克
● 薯类 50～100 克

 杂粮馒头
1个，面粉50克+小米面25克

薏米红豆粥
1碗，薏米15克+红豆10克

 荞麦米饭
1碗，大米70克+荞麦30克

 蒸紫薯
1块，紫薯50克

 玉米面发糕
1块，玉米面20克+面粉30克

水
1500～1700 毫升

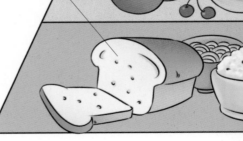

注："膳食宝塔"推荐的每个类别下面均有推荐的食物和分量，供大家参考。日常
　　生活中可根据季节、喜好和地域来挑选适合自己的食物。

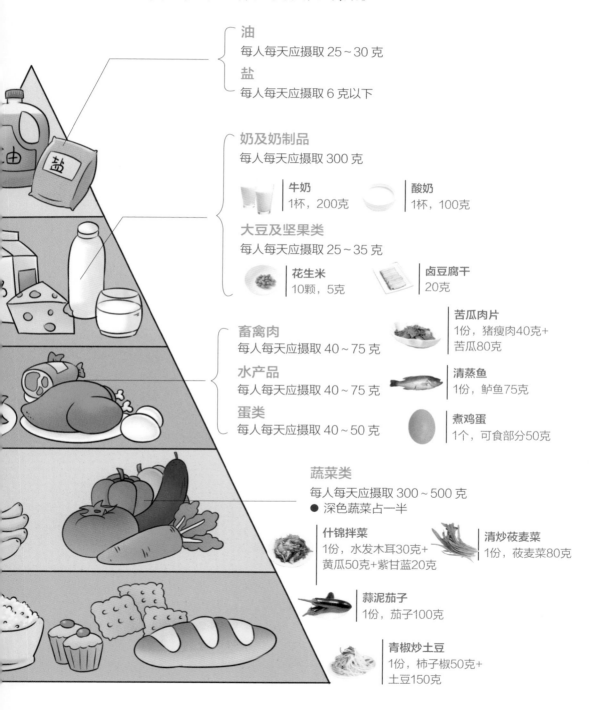

油
每人每天应摄取 25～30 克

盐
每人每天应摄取 6 克以下

奶及奶制品
每人每天应摄取 300 克

牛奶
1杯，200克

酸奶
1杯，100克

大豆及坚果类
每人每天应摄取 25～35 克

花生米
10颗，5克

卤豆腐干
20克

畜禽肉
每人每天应摄取 40～75 克

苦瓜肉片
1份，猪瘦肉40克+
苦瓜80克

水产品
每人每天应摄取 40～75 克

清蒸鱼
1份，鲈鱼75克

蛋类
每人每天应摄取 40～50 克

煮鸡蛋
1个，可食部分50克

蔬菜类
每人每天应摄取 300～500 克
● 深色蔬菜占一半

什锦拌菜
1份，水发木耳30克+
黄瓜50克+紫甘蓝20克

清炒莜麦菜
1份，莜麦菜80克

蒜泥茄子
1份，茄子100克

青椒炒土豆
1份，柿子椒50克+
土豆150克

自我管理饮食方案——
降血压一日三餐巧搭配

🕐 **早餐**

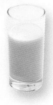

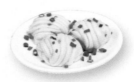

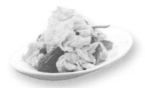

鲜牛奶
（200 克）

葱花卷 100 克
（面粉 75 克）

番茄炒蛋 200 克
（番茄 200 克，鸡蛋 1 个，
植物油适量）

💊 低盐、低脂、低糖小妙招

妙招❶ 做葱花卷时，要选用酵母发面，不要使用食用碱发酵，因为食用碱的主要成分是碳酸氢钠或碳酸钠，会增加机体对钠盐的摄入。

妙招❷ 因为番茄本身有酸酸的味道，所以做番茄炒蛋时也可以不放盐。

🥄 食材随心换

鲜牛奶	葱花卷	番茄炒蛋
1 份小米荞麦豆浆	1.25 倍量蒸红薯	1 份凉拌芦笋

高血压患者可以喝鲜牛奶，如果不喜欢，可以用黄豆、小米、荞麦打成小米荞麦豆浆喝，有助于保持血管弹性，抑制血压上升。

如果不喜欢吃葱花卷，可以换成蒸红薯，红薯中的黏蛋白能促进胆固醇排泄，保持血管壁弹性，稳定血压。

如果不喜欢吃番茄炒蛋，可以换成凉拌芦笋。芦笋是一种对新鲜度要求很高的蔬菜，最宜鲜食，轻度焯水后即可凉拌，且调节血压效果好。

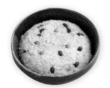

杂粮饭
（大米、糙米、小米、红豆、绿豆各20克）

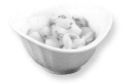

冬瓜烩虾仁 200 克
（虾仁 25 克，冬瓜
175 克，香油 1 克）

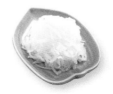

凉拌萝卜丝 100 克
（白萝卜 100 克，香
油适量）

低盐、低脂、低糖小妙招

妙招❶ 烹制冬瓜时应清淡，出锅前加少许盐即可，口感好，也做到了低盐。

妙招❷ 做凉拌萝卜丝时，充分利用白萝卜淡淡的辣味，少放盐，用香油提香即可。

食材随心换

香菇包子

1 份荞麦蒸饺

如果不喜欢吃香菇包子，可以换成荞麦蒸饺。荞麦中的芦丁能维持毛细血管弹性，抑制血压上升，但荞麦口感粗糙，制作时可以加一些面粉，能改善口感，且营养更均衡，适合高血压患者食用。

冬瓜烩虾仁

1 份香菇油菜或
1 份茭白炒肉片

如果不喜欢吃冬瓜烩虾仁，可以换成香菇油菜或茭白炒肉片。油菜中的钙能平稳血压，香菇中的胆碱能保护血管健康。茭白所含的膳食纤维、钾等有助于对抗血压升高。

凉拌萝卜丝

1 份凉拌菠菜或
1 份蒸茄子

如果不喜欢吃凉拌萝卜丝，也可以换成凉拌菠菜或蒸茄子。菠菜中的钾有助于排钠，从而起到降压的作用。茄子所含的芦丁能增强毛细血管的弹性，有助于控血压。

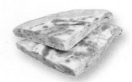 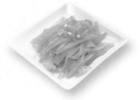 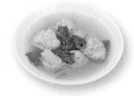

🕐 晚餐

发面饼 120 克

（面粉 100 克）

素炒莴笋 200 克

（莴笋 200 克，植物油
5 克，香油 3 克）

小白菜肉丸汤 200 克

（小白菜 150 克，猪瘦肉
50 克，鸡蛋清 1 个，香油 3 克）

🥢 低盐、低脂、低糖小妙招

妙招❶　做发面饼时，可以放些葱花等提味，以减少用盐量。

妙招❷　做素炒莴笋时，可以用醋、香油等提味，能减少用盐量。如果放盐，可以选择低钠盐，既有咸味又能减少钠的摄入。

🥬 食材随心换

发面饼

1 份红豆糙米饭

如果不喜欢吃发面饼，可以换成红豆糙米饭。但薏米、糙米、红豆等比较难煮熟，烹调前要先浸泡3~5 小时再煮，这样不仅容易熟，且能让其中的降压成分更好地被身体吸收。

素炒莴笋

1 份素炒冬瓜

如果不喜欢吃素炒莴笋，可以换成素炒冬瓜。冬瓜中的丙醇二酸能预防血液黏稠导致的血压升高。但冬瓜性寒凉，脾胃虚寒易泄泻的高血压患者要慎食。

小白菜肉丸汤

1 份芦笋炒肉

如果不喜欢吃小白菜肉丸汤，可以换成芦笋炒肉。有些人喜欢将芦笋焯水后再烹炒，但一定要注意焯芦笋的时间不宜过长，以免营养成分流失过多。

PART 3

动起来，
血管不"锈"、血压不高

高血压需要静养，
也需要运动

有氧运动对心脑血管的益处

改善心脏功能

- 氧气吸入肺部以后，要经由血液输送到全身。而血液循环需要依靠心脏挤压。有氧运动的特点是使心肌变得强壮，跳得更有力，每搏输出量增加，同时改善心脏本身的血液供给。
- 医学研究还证明，有氧运动能提高血液中好胆固醇的比例，从而减少冠心病和动脉粥样硬化的发生。

改善心理状态

- 预防心血管疾病，不但要关注血压、血脂、血糖和腰围，而且要重视心理健康。有氧运动有助于缓解压力，克服紧张情绪，还能调节机体免疫力。

增强肺功能

- 有氧运动使得锻炼者呼吸加深加快，从而提高肺活量。

控制血压

- 有研究表明，每天 30 分钟阳光下的有氧运动，坚持 1 个月，可使高血压患者收缩压和舒张压分别下降 11mmHg 和 6mmHg。
- 高血压常常和肥胖、糖尿病、血脂异常等相伴而行。坚持有氧运动不仅有益于控制血压，还有利于减肥、降血脂（尤其是降甘油三酯）和控血糖，全面改善健康状况。
- 各项指标的综合控制又促进血压下降，使机体步入良性循环。

预防骨质疏松

- 随着年龄的增长，人体骨骼中的钙渐渐减少，因此骨头变得松脆易折，这就是老年人常发生骨折的原因。阳光下的有氧运动，尤其是走、跑和健身操等，能预防钙流失。

改善神经系统功能

- 有氧运动能促进脑供血，不仅延缓脑细胞衰老，而且可以提高神经的反应速度。
- 体育锻炼能促进大脑发育，增加内啡肽的分泌。内啡肽使人产生愉悦的感觉，对提高记忆力有良好作用。

减少体内脂肪

- 有氧运动加上适当的饮食控制（管住嘴，迈开腿），能有效消耗体内多余脂肪，同时增加人体肌肉含量，使身体更加强壮。
- 研究表明，如果坚持每天 2 次快步走（每分钟走 120 米），每次 20 分钟，一年可消耗 12 千克脂肪。

学会根据病情合理控制运动量

高血压患者应该按照自己的身体条件（如血压的控制情况，年龄，安静时的心跳次数，有无心、脑、肾合并症等）来合理选择运动量。有心绞痛、急性心力衰竭或多发性早搏的高血压患者，只适合做散步等最轻度运动；有过脑卒中或肾功能轻中度不全的高血压患者，在降压药平稳控制血压的情况下，可以进行适量的康复运动，如快走、跳舞、广播体操等；下肢关节退行性病变的较为肥胖的高血压患者，可以多做中等强度上肢活动，如举哑铃、肩关节屈伸运动等；一般患者在血压控制良好状态下，可进行中等强度的运动，如爬楼梯、爬山等。

各种运动的运动量程度表

运动量程度	运动项目
最轻度运动	做家务、购物、散步
轻度运动	下楼梯、沿下坡路骑自行车、跳舞、做体操
中度运动	拍球、打乒乓球、打羽毛球、滑冰、爬楼梯、爬山
强度运动	长跑、打篮球、跳绳

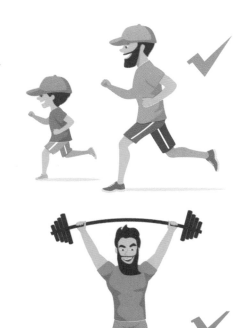

高血压患者不适宜做的运动和动作

1	做引体向上时双臂用力提身体的动作
2	做举重时的挺举动作
3	用力拉伸拉力器
4	搬运重物

上表中提到的抗阻运动或动作都是肌肉等长性收缩的实例，什么叫肌肉的等长性收缩呢？就是肌肉紧张但是四肢并没有做出屈伸的状态。肌肉等长性收缩具有使血压值和脉搏数增加，尤其是舒张压明显升高的特点。所以，高血压患者不适宜做这些运动和动作。

控制运动量的极简方法一：测心率

高血压患者运动时一定要讲求"适度"，这一点很重要。尽管每位高血压患者都希望尽早、尽快地将自己的血压降下来，但这的确是一个比较漫长的过程，不能急于求成。每次的运动强度都要把握好。具体来说，可以根据自己运动时的心率、血压和自我感觉等，控制运动量。

如何计算心率

心率是反映运动量最实用的指标。运动时心率最好不要超过"170-年龄"。也就是说，如果你今年 60 岁，那么运动后心率最好不要超过 110 次/分（170-60=110）。但这不是绝对的，只是参考。如果你本身体质比较差，运动时心率也要适度减小，以免出现意外。

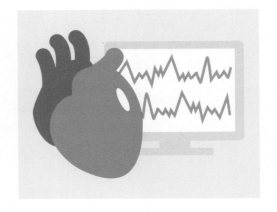

如何测心率

将右手中间三根手指的指腹轻轻放在颈部或左手手腕处，看表计时 1 分钟就可以数出每分钟心脏跳动的次数，即心率。也可以直接将手放在胸部触摸心跳，数 15 秒，然后得数乘以 4。

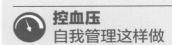

控血压
自我管理这样做

每周至少运动 5 次，每次至少 30 分钟，但每次的运动强度一定要把握好。已有并发症的高血压患者，运动时请随身携带急救药品。

锻炼时，如何自测心率

除非有特殊仪器，人在运动中是无法自测心率的。最可行的方法是在运动刚结束时立即把脉，数 15 秒钟乘以 4。通常，从停下来到摸到脉搏、看表，需要 15～20 秒，所以建议在测得的心率数上再加 10%。举例来说，运动后马上测出 15 秒钟的心率为 40，乘以 4 是 160，再加上（160×10%），就得到运动中的心率是每分钟 176 次。

控制运动量的极简方法二：凭感觉

高血压患者倡导进行有氧运动，但要控制运动量，除了心率外，还有一个重要指标，就是运动时的感觉。高血压患者做运动时要跟着感觉走，以感觉适宜为准。

运动前的感觉

如果在每次运动前感觉精力充沛、对锻炼充满信心，说明以前的运动量适宜。相反，在运动前四肢乏力，对坚持锻炼缺乏信心或厌烦，说明以前的运动量或运动强度过大，应该减少运动量或强度，或调整运动项目。

运动时的感觉

运动时，如果感到周身发热、呼吸加快、心跳加快、微微出汗、动作轻快、身体各部位没有不适感、可以连贯说话，就说明运动量适宜。如果运动时出现眩晕、恶心、疼痛、心悸、呼吸困难等情况，就说明运动量过大，这时应马上停下来休息，并适当调整运动方法。

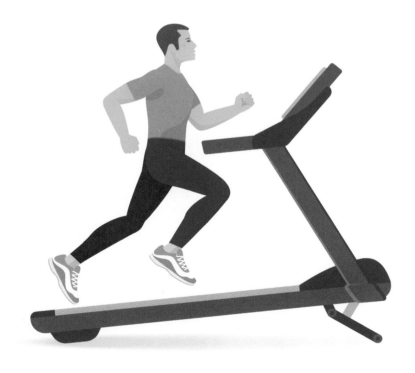

运动后的感觉

如果运动后有点喘，出微汗，仍然能够讲话而不累，没有头晕、心慌气短、非常疲劳的感觉，就说明运动强度适当。如果运动后感觉心慌、头晕、气喘、疲惫不堪，就表示运动有点儿过量了。如果运动结束后 1 小时，心率还是比平时快，那就表示运动强度过大。如果运动后出现晚上不易入睡，或第二天过于疲劳，也提示运动强度可能过大了。

从长期效果来看，如果在每次运动后都能感到轻松舒适、精神愉快、心情舒畅，并且睡眠正常、食欲良好，能够胜任正常工作和生活，不感觉疲劳，就说明这样的运动量是合适的。如果运动后疲劳、睡眠不佳、食欲减退、四肢乏力等，就说明运动量过大或者运动项目不适宜，应及时调整运动量或运动项目。

不宜进行高强度运动

典型案例

有一位 50 多岁的高血压患者，他平时身子骨一向不错，很少用药，所以想通过饮食控制、运动等方式降血压，于是每天进行大量的运动。有一次，他快跑时发生了意外，结果送到医院，一量血压，收缩压 190mmHg，而他以前从未出现过这么高的数值。

…… 敲黑板
医生有话说

运动前做好体检和评估

安全有效是运动的原则。

实施运动计划前做一次全面体检，对 40 岁以上的人尤为重要。一定不要漏查运动心电图，即在脚踏车或活动平板上行走时进行的心电图监测与记录，如果查出心肌缺血，则需要在医生指导下运动。

所有慢性病患者和有冠心病危险因素的人都应该先体检，再在医生指导下运动。运动中一旦出现身体不适，也要及时停下来，并找医生查明原因。

高血压患者不宜进行高强度运动，应该结合心率和自我感觉找到适合自己的运动强度和运动方式。虽然运动应该坚持，但生病或不适时就要暂停运动；在运动过程中若出现任何不适，也应该立刻停止运动。否则，运动剧烈并且过量会让血压突然快速升高，非常容易发生脑出血或是急性心肌梗死。

寒冷或高温天气，怎样运动安全又有效

秋冬之交是血压不稳的时节。天气渐渐转凉，寒冷的刺激会使外周血管收缩、痉挛，血压上升且不容易控制，同时加重心脏负荷，可间接诱发心绞痛。

夏天炎热环境也是高血压意外的高发季节。原因是气温高直接导致人体水分排出量增大，血液浓缩，很容易诱发脑梗死，所以高血压患者在夏天和冬天特别要讲究运动的方式方法。

高血压患者冬天怎样运动才安全

冬天，高血压患者应该减少户外活动，但要保持适当的体育锻炼。冬天室外运动（如散步）应该选择一天中阳光充足的时候，遇骤冷、大雪、大风等天气时，宜在室内活动。

离开温暖的房间来到户外之前，高血压患者应先在楼道、楼梯口或开小缝的门口停留片刻，适应室内外的冷暖变化。

高血压患者夏天怎样运动才安全

夏天血压波动主要是炎热造成的，主要对策就是避暑降温，室温保持在24～26℃为宜。如果身体条件允许，游泳是高血压患者夏天运动和防暑的好选择。但不要忘了下水前的准备工作，包括把身体活动开以及逐步适应水温等。

运动过程中，要养成少量多次饮水的习惯，不要一次性大量饮水，也不要等到口渴才喝水。建议一次喝4口水，一般成人每口水约50毫升。

▪▪▪ 敲黑板
医生有话说

高血压患者如何安然过冬度夏

冬季，寒冷的刺激可以加重高血压。因此，高血压患者过冬要注意：

关注天气预报，寒流冷空气侵袭、气温骤降时，及时添加衣服。选择着装时，遵循轻便的原则；减少户外活动，可改为室内锻炼。

闷热的夏天是发生高血压意外的高发季节。天气炎热时，要注意避免出汗过多；避免运动过量、做过多家务劳动等；做好防暑降温，保证充足睡眠。

控血压运动处方，适合自己的才是最好的

一般高血压患者的运动处方

对于高血压患者来说，在血压控制良好的基础上开展健身运动。快走和慢跑是比较适宜的有氧运动项目，它们通常对场地要求不高，不需要任何运动设施，也不需要昂贵的器材，只要有一双运动鞋就可以了。快走和慢跑既不剧烈，又可随时调整运动量。

快走和慢跑对控血压的好处

快走和慢跑运动强度中等，还能够增强人体的心肺功能、促进新陈代谢，对于控血压有很好的作用。

这样快走效果好

想要让快走效果更好，可以选择环境清静的公园或者树林等，空气新鲜是必要条件。时间可以选择在早晨、黄昏或临睡2 小时前进行，每次 30 分钟左右，每天多次，以 100 ～ 130 步 / 分为宜。

这样慢跑效果好

高血压患者如果能够长期坚持慢跑，有助于平稳血压。慢跑时长可以由少到多，每次以 15 ~ 30 分钟较为适宜。一定要注意的是，跑的速度要慢，切不可随意加速。另外，合并有冠心病的患者不适宜长跑，运动以不诱发憋闷等为原则。

 一般高血压患者的运动处方

快走与慢跑

准备：一双运动鞋，饮用水，提前热身。

速度：快走，约120 步 / 分；慢跑，120 ～ 140 米 / 分。

运动时间：每次 30 ~ 60 分钟。

运动频度：每周 5 天及以上。

血压正常高值人群的运动处方

血压正常高值是指血压超过正常值，但仍未达高血压标准的状态，血压处于120～139／80～89mmHg，在体检时发现血压偏高，一部分人感觉正常，也有人感到头痛、头晕、疲乏等。血压正常高值属于过渡阶段，如果控制不当，血压会继续升高。这个时期合理的运动对于控血压有积极意义。

游泳对控血压的好处

游泳是所有体育项目中对身体各部位的锻炼最为全面的运动，因为内脏器官和肌肉都要参与这种有节奏的运动。对于血压正常高值人群来说，慢速游泳可以放松肌肉、强健血管。

游泳的注意事项

空腹时不宜游泳，空腹游泳容易引起头晕、四肢乏力甚至发生意外；饭后1小时内也不宜游泳，会影响食物的消化吸收。

血压正常高值的运动处方

游泳

准备： 游泳前做好准备工作，做徒手操、肢体伸展运动，使肌肉和关节活动开，防止受伤及意外发生。

速度： 不要过快，也不宜过猛，以自己能承受为度。

运动时间： 不宜过长，每次以30～60分钟为宜。

运动频度： 每周1~2次。

⋯ 敲黑板 医生有话说

高血压患者不宜进行冬泳锻炼

冬泳是在强冷环境中的一种体育活动，身体在冷水的强刺激下，全身皮肤血管会发生急剧收缩，强迫表皮血管的血液回流到内脏及深部组织，引起血压暂时快速升高。高血压患者本身血压就高，而冬泳有可能导致血压暂时性骤升，诱发脑出血甚至死亡。

减肥消脂控血压的运动处方

肥胖的高血压人群通常血脂高，很容易出现动脉粥样硬化，可以通过运动来控制体重、调节血脂、调控血压。但肥胖者若步行运动量过大，容易造成膝关节的损伤，建议控制体重的同时逐渐增加运动量。

只要达到足够的量，多数体育活动都能改善血脂水平

"足够的量"是指消耗足够的热量。大多数肌肉参与的有氧运动，如步行、跑步、游泳、骑自行车、跳舞或远足等都有助于消耗热量、降血脂。

减肥消脂的运动方式：爬山

对于体重控制不佳和脂代谢异常的高血压患者，较适宜的运动类型是地形变化的步行或远足，即每天步行3~8千米山地。相同的步行距离，与平地相比，山地需消耗更多体力，会燃烧更多热量。需要注意的是，爬山时，选择的山不要太陡，"缓山"更适合。爬山的运动节律平稳，对恢复血管弹性有积极作用。

减肥消脂控血压的运动处方

爬山

准备： 一双合适的登山鞋、手杖、防寒或防晒工具，运动前做好准备活动。

运动时间： 每天40~60分钟（每次运动持续时间不应少于20分钟，以达到消脂效果）。

运动频度： 每周3次。

强度： 40%~70%最大耗氧量。

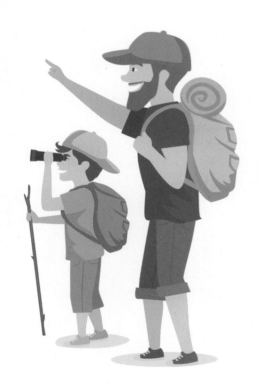

不同年龄段高血压患者的运动处方

青年高血压患者
运动处方

快走或跑步

准备： 一双运动鞋，饮用水，提前做好热身。

速度： 快走，每分钟 120~140 步；跑步，每分钟 100~120 米。

运动时间： 每周 5 天及以上。

运动频率： 快走，每次锻炼 30~60 分钟，最好在行走过程中有一段带有坡度的路程；跑步，先从 100 米开始，待适应后，每 2 周或每月增加 1000 米，一般增至 5~10 千米即可，跑步先从 8~10 分钟开始，以后可按不超过目标心率为标准掌握适宜的运动量。

青年高血压患者怎样运动

除了血压未得到有效控制者，青年高血压患者适宜进行各种运动项目，只是不宜参加激烈的体育比赛和单纯力量性的抗阻运动。

双肩放松，肩与臀保持在同一条直线上

双臂肘部弯曲约 90 度，随步子的节奏前后摆动。速度加快后，摆动幅度随之增大

收腹

落脚时，后脚跟先落地，然后全脚落地

快走的动作要点

快走 10 分钟（每分钟 110 米）可以消耗 60 千卡的热量

60 千卡相当于 1 个奶香面包或 10 克花生米，或 3 颗奶糖

其他消耗 60 千卡热量的运动有 7 分钟健身操、7 分钟跳绳、6 分钟网球

中年高血压患者运动处方

快走 + 慢跑 + 做操 + 自己喜爱的运动项目

准备：运动鞋，饮用水，运动前充分舒伸、活动四肢。

速度：每分钟行走 100 步；每分钟跑步 80~100 米；做操 10 分钟。

运动时间：每次快走 10 分钟 + 慢跑 5 分钟 + 做操 10 分钟，再做自己喜爱的运动项目 10~15 分钟。

运动频率：每周坚持 5～7 天。

中年高血压患者怎样运动

一般的运动方式都适合中年人，快走、慢跑、骑自行车等都是很理想的项目。中年人工作繁忙，最好与日常工作和生活相结合，运动贵在坚持。

老年高血压患者运动处方

伸展运动 + 跑步与快走结合 + 太极拳

准备：运动鞋，饮用水，做好热身（包括活动关节、握拳甩手等）。

速度：每分钟行走 100 步；每分钟跑步 50 米。

运动时间：做伸展运动 15～20 分钟；每次跑步与快走结合 20～30 分钟，具体跑、走的比例可从行走 100 步和跑步 50 米开始，每天反复进行 5 组，1 周后每天增加 1 组，直至每天 10 组，以后逐渐减少行走的时间，增加跑步时间；最后打 10 分钟的太极拳。

运动频率：每周至少锻炼 5 次。

老年高血压患者怎样运动

老年高血压患者应选择自己能承受还能使全身得到锻炼的项目，比如广播体操、太极拳、慢跑、快走、散步等。老年人的运动时间较为充裕，可以选择运动强度低、时间长的项目。

小小慢运动，降压帮大忙

做做腹式呼吸，促进血液循环

腹式呼吸通过深呼吸将新鲜的氧气吸入肺内，不仅能够增强人体血液中的含氧量、减少血液中二氧化碳的浓度，同时还能起到促进血液循环、扩张血管、降血压的作用。

具体方法

取仰卧姿势，双臂放在脑后，小腿适当垫高，去除杂念。先缓缓吸气，自然地使小腹慢慢隆起，然后缓慢呼气，让小腹缓慢地凹陷。每次呼吸过程控制在 15 秒比较适宜。一次腹式呼吸持续进行 10～15 分钟，每天进行 2～3 次即可。

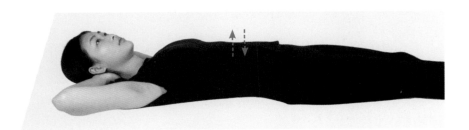

注意事项

1. 高血压患者做腹式呼吸时要避免用力过猛或过快，保持平稳而轻缓，使呼吸缓慢、均匀、细长。

2. 呼吸时最好吸气时间略长于呼气时间。

3. 做腹式呼吸前，最好先喝一杯温水。

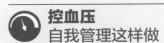

控血压
自我管理这样做

做腹式呼吸时，要脱去比较紧身的衣物，松开领带、腰带等，使全身处于自然的放松状态；腹式呼吸时不要张嘴，始终保持经鼻吸气和呼气。

健身球，调节心血管功能、稳血压

中医认为，健身球能通过刺激手少阴心经的少府穴和手厥阴心包经的劳宫穴来疏通经络，调节神经功能，消除精神紧张，从而发挥降血压的作用。同时健身球在旋转时发出的叮咚声，对大脑也是一种良性的、有益的刺激，有利于消除大脑疲劳及精神紧张，促使血压下降。所以经常转捏健身球，不仅可以使经络、气血保持通畅，而且可以调节心血管功能，改善微循环，发挥降血压作用。

具体方法

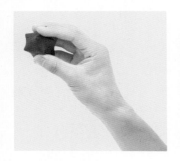 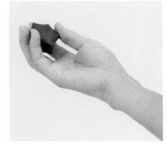 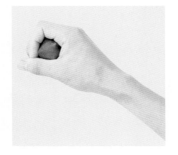

1. 五指捏球

手指自然分开，抓住一个健身球，用五个手指用力捏球，停顿一下再放松，为1次。捏球时的力量要缓慢而持久，等到手指有酸胀感之后再放松，反复捏球6~10次。

2. 五指转球

把一个健身球握在手里，五指拨动球体旋转，可先顺时针再逆时针转动，也可以先向上再向下转动。

3. 掌心握球

把一个健身球放在掌心，五个手指抓住球体，然后用力握捏球片刻，等到手指有酸胀感再放松，反复握捏球8~12次。

注意事项

需要强调的是，用健身球调节高血压要循序渐进，持之以恒。

风筝飞上去，血压降下来

放风筝不仅有利于活络筋骨、娱悦身心，对高血压防治也有很好的效果。这是因为放风筝有促进人体新陈代谢和改善血液循环的功效，而且放风筝大多是在广场、郊野进行，户外阳光明媚、空气清新，富含负氧离子，所以放风筝对高血压、冠心病等慢性病都有较好的调理作用。

典型案例

有一位张先生，患高血压多年，血压一直平稳，可是也一直降不下来，与此同时，张先生还伴有严重的颈椎病。听人说放风筝时经常抬头，可以保持脊柱的肌张力及脊柱关节的灵活性，是治疗颈椎病的好方法，于是他每到周末就去郊外放风筝。过了一段时间，他发现颈椎病好多了，血压居然也降了一些。

具体方法

在2~4级风的晴天里，拿着风筝到开阔平坦的地方，一手握着风筝，一手握着风筝线，逆风向前，边跑边盯着风筝飞升的状况，直到感觉风力够、风筝自行向上爬升时，停下来，慢慢放长手中的风筝线。感觉风力不够时，快速向后收线，给予人工加风；感觉风筝线有拉力时，则要把握时机放线。如果风筝有下降的趋势，就迅速收回一部分风筝线，直到风筝飞于空中挺住不坠为止。

注意事项

1. 放风筝时要经常倒行，需要注意防止摔伤。

2. 切记不要在高压线下和马路上放风筝。

3. 应选择大小合适的风筝，一旦出现不可控的情况，要及时将风筝线割断，并把线整理好带走，以防误伤行人。

控血压
自我管理这样做

老年人和脑动脉供血不足者在放风筝时要量力而行，尽量避免突然转头，以防发生意外。

自我管理做运动
——10 分钟简易控压操

甩手脚运动

右脚单脚站立，前后摆动双手的同时甩动抬起的左脚，然后左脚单脚站立，摆动双手的同时甩动抬起的右脚。重复做 20 次。

晃小腿运动

坐在一个有靠背的椅子上，背部靠在椅背上，双手抱紧大腿，双腿膝盖以下部分放松，左右小腿交替抬起放下。重复做 20 次。

半蹲起立运动

两腿半蹲，两臂向前平举，稍停片刻后再起立。重复做 6~8 次。

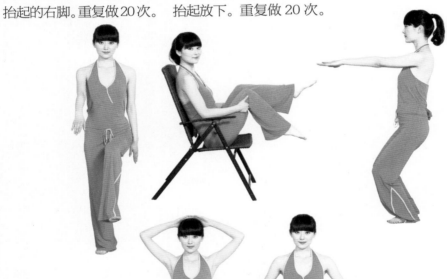

贯气呼吸运动

1. 站立，两臂由体侧举至头顶，然后两手下落至头顶的百会穴，配合吸气。

2. 两手沿头及身体前面缓缓落下，同时配合呼吸，并想象气由上向下贯至脚底的涌泉穴。重复做 8~10 次。

PART 4

制订戒烟计划，
不让血压反弹

烟的毒害有多深

吸烟是明确的心血管疾病危险因素

吸烟并非是人们普遍定义的"嗜好"，烟草依赖是一种疾病。需要指出，主动吸烟者和被动吸烟者同样受害。总体来说，吸烟至少与 25 种疾病相关，它几乎对现今人类的主要致死原因都做出了"贡献"。

已有研究显示，吸烟者的平均寿命比不吸烟者短 10 年。虽然大量吸烟有害健康的事实被人们广泛认可，但仍有人认为"少量吸烟可能危害不大"，这种看法是错误的。

挪威学者曾历时 25 年，分析了 43000 名吸烟者的健康和死亡记录，发现每日吸 1～5 支烟者死于心血管疾病和肺癌的风险是不吸烟者的 4 倍。

也有研究表明，下决心戒烟永远不会太迟，即使人到中年才戒烟，致命的危险也能降低一半。

烟草对心血管的毒害

人们吸入尼古丁、一氧化碳、烟碱和其他毒性物质，不但会导致癌症（尤其是肺癌），使呼吸系统疾病的危险增加，还会显著增加心血管疾病，可能造成心肌梗死、猝死和脑卒中。

尼古丁是一种强有力的兴奋剂，可使血压升高、心率加快，输送到全身各处的血液减少。而一氧化碳与氧气竞争最终与血红蛋白结合，使机体产生缺氧反应，造成动脉壁缺氧、水肿，可阻碍血流，使血管内皮受损、内皮功能失调，为胆固醇在血管壁上的沉积创造条件，诱发动脉粥样硬化。吸烟还会使胰岛素敏感性下降，产生胰岛素抵抗，使脂代谢发生紊乱，造成血甘油三酯升高、高密度脂蛋白胆固醇降低，同样促发动脉粥样硬化。吸烟是导致心脑血管疾病的三大主要原因之一。

可以说吸烟是有百害而无一利的，远离烟草就能降低心脑血管疾病的发生。

吸一支烟，血压持续升高 15～30 分钟

吸烟是导致高血压的重要危险因素。烟中的尼古丁可以让中枢神经和交感神经变得兴奋，让心率加快。与此同时，它还能促使肾上腺大量释放出一种叫儿茶酚胺的物质，这种物质能使小动脉收缩，增加外周血管阻力，导致血压升高。

典型案例

有一位高血压患者，50 多岁，本来病情不是很严重，也一直遵医嘱饮食、用药、运动，几年来血压控制得一直不错。可是有一天他来医院测血压，数值高得离谱。原来，前段时间他的孩子高考成绩不理想，使得他的心情特别郁闷，每天要抽一包烟。这就是他血压升高的原因。

吸烟能引起血压升高、心率加快

吸一支烟后，我们的心率每分钟会增加 5～20 次，收缩压上升 10～25mmHg。而吸两支烟，10 分钟后，由于肾上腺素和去甲肾上腺素的分泌增加，会使心跳加快，收缩压和舒张压都会升高。

吸烟会导致血压长时间居高不下

一般来说，抽完烟后，我们的血压会持续升高 15～30 分钟。等体内的尼古丁等导致血压升高的因素失去影响力的时候，血压才会恢复正常。但这并不意味着结束，吸烟会对身体产生慢性影响，最终导致血压长期居高不下，或让原本已经患上高血压的人出现并发症。所以，要调控血压，戒烟刻不容缓！

> **•••** 敲黑板
> 医生有话说
>
> **为了健康，请彻底戒烟**
>
> 对于已经患有高血压的人来说，烟草会使机体对降压药的敏感性明显降低，药物治疗不易获得理想效果，即使加大用药量，治疗效果也比不吸烟者差。因此，为了健康，请彻底戒烟！

吸烟成瘾的真相——烟草是一种慢性成瘾性毒品

烟草产生全身毒害，燃烧的烟雾中含有4000多种化学物质，其中250多种是有毒有害物质，60多种物质具有致癌性。

尼古丁的杀伤力有多大

尼古丁是致瘾的主要物质，"吸烟让我感觉良好"，这是我们通常听到的吸烟的理由，其背后的原因就是尼古丁。吸烟后，尼古丁通过气管进入肺部，再通过肺泡上皮细胞进入血液，8秒钟后进入大脑。尼古丁作为兴奋剂，其功效是强大的，它可使大脑同时陷入放松和警醒的矛盾状态中。

尼古丁与尼古丁受体相结合，释放多巴胺等兴奋性神经递质，令人们在吸烟后产生短暂的快感，不良情绪得以改善，注意力得以提高。然而，尼古丁很快被机体清除，人体需要重复吸食才能维持感觉"良好"的状态。

长期吸烟会使人体对尼古丁的敏感性下降。为了维持同样效果，人体对尼古丁的需求量越来越大，形成恶性循环。

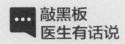
敲黑板
医生有话说

吸烟损伤记忆，容易导致青少年犯罪

动物实验发现，吸烟对记忆力有不良影响。尼古丁会影响大鼠的学习和记忆能力，尤其使记忆能力明显下降。研究发现，青少年吸烟后往往出现头晕，上课时注意力难以集中，思考能力和记忆力明显下降，导致学习成绩下降等。

更糟糕的是，青少年经济没有独立，吸烟的花费成了必须解决的问题。事实上，吸烟也确实导致了一些青少年走上犯罪的道路。

二手烟的危害同样不可低估

二手烟，指的是被动吸烟。二手烟对心血管的危害同样不可小觑。

被动吸烟对
心血管的危害

- 被动吸烟的危害和每天吸 1～9 支烟相似。
- 使急性心肌梗死患病风险增加 25%。
- 使脑卒中患病风险增加 62%。

被动吸烟对
女性的危害

- 使宫外孕的发生率（主要是输卵管妊娠）增加 2～3 倍。
- 不孕症的发生率升高。
- 骨质疏松发生率增加，使人容易发生骨折。

被动吸烟对
婴幼儿的危害

- 孕妇在怀孕期间吸烟或被动吸烟可能会增加新生儿高血压发生率。
- 接受二手烟的儿童，其舒张压比接受二手烟的成人更容易升高。
- 导致死胎和新生儿先天性缺陷。
- 早产率上升，新生儿出生时体重也偏轻。
- 对于本身患有哮喘的儿童，其发病会更频繁且剧烈。

电子烟不是"健康烟"

这几年电子烟比较流行，有些人觉得电子烟很酷；还有一部分人为了戒烟而选择电子烟作为替代品。那么问题来了，电子烟真的有助于戒烟吗？其危害真的比传统烟小吗？

电子烟同样含有尼古丁

无论是传统香烟还是电子烟，从本质上都含有尼古丁，都会对人的心脑血管造成伤害。

据美国研究人员研究发现，只需吸一口电子烟，心脑血管病发作的风险就会升高。研究人员将实验小鼠分别短时间和长期曝露于电子烟烟雾的环境中，短时间是指持续 5 分钟的单次接触，长期是指每天 4 小时、每周 5 天以上、持续 8 个月。研究中使用的电子烟是卡布奇诺味，每毫升含有 18 毫克尼古丁。研究人员检测了小鼠实验前后的动脉直径，观察它们的血管扩张和收缩能力。结果显示，在接触 5 分钟电子烟烟雾的 1 小时内，小鼠动脉缩窄了 31%。与对照组相比，长期接触电子烟烟雾会导致主动脉粥样硬化。研究人员指出，电子烟不利于心脑血管健康，很可能导致血管过早老化。

电子烟同样危害心脑血管健康

据英国《每日邮报》报道，研究人员让志愿者在某一天吸 30 分钟含尼古丁的电子烟，在他们刚吸完烟后和 2 小时后、4 小时后分别测量其血压、心率和动脉硬化程度，发现吸含尼古丁的电子烟后，会立即出现暂时性血压上升、心率加快和动脉硬化加重现象。

研究人员认为，吸电子烟后出现的这些现象很可能是尼古丁造成的。虽然这是暂时性现象，但如果长期吸含尼古丁的电子烟，就可能变成永久伤害。

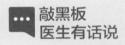

**敲黑板
医生有话说**

电子烟并不健康

很多人把电子烟作为烟的替代品来戒烟，这是非常错误和荒谬的，电子烟会加重尼古丁成瘾状态，同样是危害健康的"毒品"。世上没有健康烟，要想健康，就不能吸烟。

戒烟，让你的血管更年轻

戒烟，帮你挽回 10 年寿命

很多人认为自己吸烟已经很久了，戒烟也不会有太多益处，其实这都是不戒烟的借口。英国做过一项为期40年，超过万人的跟踪随访研究。这个研究用事实证明，如果大家在 60、50、40、30 岁时戒烟，分别可赢得 3、6、9、10 年的预期寿命。戒烟后人们的身体会发生巨大的变化。

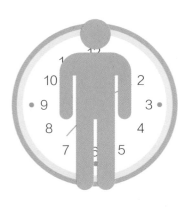

戒烟 15 年：
冠心病危险与不吸烟者相同

戒烟 8 小时：
血液中一氧化碳含量降至正常水平，血液中含氧量增至正常水平

戒烟 10 年：
肺癌发生率降至非吸烟水平

戒烟 48 小时：
嗅觉和味觉对外界物质敏感性增强

戒烟 5 年：
比吸烟者肺癌病死率下降 50%，口腔癌、食管癌发病率下降 50%，心肌梗死的发病率降至非吸烟者水平

戒烟 72 小时：
肺活量增加

戒烟 2 周：
肺功能有所改善

戒烟 1 年：
冠心病危险减至吸烟者的一半

戒烟 1~9 个月：
咳嗽、鼻窦充血、疲劳、气短等症状减轻，痰减少，发生肺感染机会减少，体重增加 2~3 千克

请相信，戒烟只有好处，没有坏处。早戒早获益，晚戒晚获益。成功戒烟 5 年后，烟草对心血管的危害大部分消除。戒烟，任何时候都不晚！

可能出现的戒断症状及缓解办法

戒断症状	缓解办法
咳嗽	1. 喝热饮 2. 使用止咳药
坏脾气、烦躁（吸烟的愿望令人难以集中注意力）	1. 散步 2. 深呼吸或者全身放松 3. 找家人或朋友（最好是有过成功戒烟经验的人）谈谈
口干	1. 喝冷饮 2. 嚼无糖口香糖
感觉疲劳	1. 每天适当加大运动量 2. 增加晚上睡眠时间或午休时间
头痛	洗个热水澡，帮助身体放松
饥饿	1. 为自己提供一顿低热量的加餐 2. 每天喝 8 杯水 3. 嚼无糖口香糖
睡眠障碍	1. 睡前洗个热水澡 2. 睡前喝杯热牛奶 3. 睡前阅读 4. 睡前做些伸展练习 5. 晚上不喝提神饮品

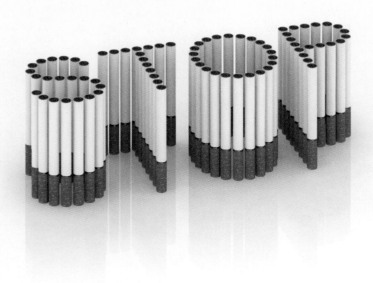

拟一份详细的戒烟计划

拟定起始时间是戒烟过程的第一件事，记住，最佳时间就是"现在"。碾碎手中的烟，扔掉所有"库存"和烟缸这些让人浮想联翩的东西，开始制订行动计划！

列出戒烟理由

把戒烟理由写在纸上，放在每天都能看到的地方。

拒绝吸烟的诱发因素

特定的场合、某种情感或感受、某项活动、某个特定的人物，甚至是一天中的某个固定时刻……都会诱发人们不自觉地燃起烟，这就是所谓的"吸烟的诱发因素"。

吸烟的诱发因素	替代吸烟的措施
工作中感到压力	深呼吸
吃完晚餐	立即离开餐桌，去刷牙
和朋友一起玩牌	选择禁烟场所

戒烟计划书

_____，承诺在_____（年月日）的_____（具体时间）开始戒烟。

我戒烟的原因是：_____。

我将：_____。

学习新的方法处理压力和排遣无聊：_____。

尝试其他兴趣替代吸烟：_____

_____。

我将取得_____对我的支持。

如果我戒烟成功，我将奖励自己：_____。

一星期_____、一个月_____、半年_____、一年_____。

签 字_____

日 期_____

见证人_____

戒烟建议：一次了断

慢慢减量容易动摇戒烟的决心

戒烟就要一次性完全戒断。考虑到吸烟者戒烟时怕一次戒不掉，目前有观点建议慢慢减量直至彻底戒掉，但这种方法不可取。要知道这种戒烟方法实际上是在麻醉自己，给自己下不了决心找借口。这样对烟的心理依赖和身体依赖很可能戒不掉，慢慢地，戒烟的决心就会消失，烟也永远戒不了。所以，烟要一次戒掉。

其实，戒烟初期出现的不适，可用戒烟药物来治疗，而不应以少吸烟作为解决办法。

一次吸个够不可取

还有的建议戒烟前一天一次吸个够，直至厌恶烟的气味，然后戒掉。这种方法更不可取。临床上见到过一次吸烟（40支以上）引发急性心肌梗死的病例，这对于年轻男性尤为危险。

 控血压
自我管理这样做

在戒烟过程中，总会突然燃起对烟的渴望。这时可以做一些不能一举两得的事情（即不能一边抽烟一边做的事），如淋浴、游泳、去禁烟场所……

还可以随身携带应急装备，包括无糖口香糖、薄荷糖或其他能转移注意力的小玩意。

尽可能和不吸烟的人在一起，回避吸烟场所。

当感到压力时，吸烟不是唯一的解决办法。可以学习放松技巧，如深呼吸、冥想、瑜伽，欣赏音乐，或者洗个热水澡。

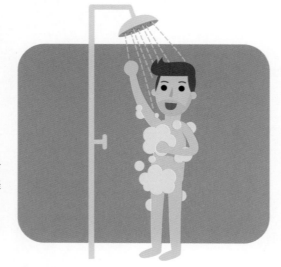

夜晚睡觉前突然产生对烟的渴望时，可以选择淋浴，以分散注意力

坚持就是胜利

相信自己

戒烟的最初几个星期是最难熬的，但要想生活回归正常，可能要花一年甚至更长时间，要做好长期坚持的打算。

首先要相信自己。倘若认为自己早晚回到老路上，那么很快就会寻找机会再次燃起烟；又或者在无烟的日子里，用幻想点燃烟和享受吞云吐雾来克服对烟草的思念，不用太久，"白日梦"也会成为现实。

乐观面对

积极乐观地面对自己的选择，把注意力放在自己的进步上。关注戒烟进行时的每一天，今天的目标就是不吸烟。

当坚持了 48 小时远离烟草，要祝贺自己。假使出现了反复，也不意味着真正的失败。很多人在真正成功戒烟之前都有过好几次失败的经历。不成功的经历是学习的过程，人就是在实践中不断成长的。

> **···** 敲黑板
> 医生有话说
>
> ### 失败之后更要坚持
>
> 要时刻提醒自己放弃吸烟。
>
> 回顾自己已经为戒烟付出的努力和艰辛。
>
> 思考经历了戒烟的尝试之后，再次吸食烟草，感觉和看法是否一如往常（是否对吸烟有了新的认识？吸烟是否真的如想象中那么美妙）。
>
> 找出令自己重拾烟草的原因（比如是不是出现了新的诱发因素），并且有针对性地采取对策。
>
> 不要掉进同样的陷阱（例如上次老张递了支烟。那么，下一次遇到老张就事先告诉他你在戒烟，请他体谅，不要递烟）。
>
> 不要自欺欺人，一支烟也会伤害到你，吸烟不会带来任何益处。
>
> 戒烟永远不嫌太晚，改善健康状况永远不会太迟，不要放弃。

戒烟的 6 个小窍门

戒烟的方法多种多样，在枯燥的戒烟过程中，适时运用一些小窍门，会对戒烟有所帮助。

小窍门 1

随身携带自己肤色差、牙齿发黄的照片。看到它，也许会使抽烟的手有所退缩。

小窍门 2

把准备买烟的钱放在一个存钱罐内，定期（如一个月、一年）用这些钱奖励一下自己，比如买件衣服。

小窍门 3

找些东西（除了食物）占着手。闲暇时尝试做一些事情，比如做手工、家具修理、园艺，甚至玩填字游戏等。

小窍门 4

抛弃消极的想法。憧憬一下没有烟草的美好生活，注意力不要放在"戒烟太困难了"这一想法上。

小窍门 5

丢掉所有烟、打火机和其他吸烟用具。在家和办公室创造一个干净清新的无烟环境。

小窍门 6

选择无烟环境。享受户外活动或者去禁烟场所，如图书馆、博物馆、电影院、商店等。

 控血压
自我管理这样做

戒烟中最重要的"4D"技巧。

深呼吸（Deep breathe）：一有吸烟的念头就做深呼吸，用鼻子深深地吸气，数到 5 后，用嘴慢慢将气吐出。

喝水（Drink water）：在戒烟的过程中要多喝水，可促进体内尼古丁排出体外。

做事情（Do something）：让手和嘴忙起来，将注意力集中在其他有趣的事情上。

延迟（Delay）：渴望吸烟的急迫感一般只持续 3~5 分钟，最多 10 分钟，度过这段时间就好了。

戒烟 6 大认识误区

误区 1
我吸的是带过滤嘴的"好烟"，对身体危害不大

减少焦油的吸入可能会降低某些疾病的危险，但不会降低患肺癌及心血管病的风险。不管烟草内所含焦油如何低，你和周围的人仍然会吸入数百种有毒的化学物质。"安全烟"根本不存在。

误区 2
吸烟是个人爱好，别人无权干涉

你吸烟时，不仅伤害自己的身体，周围的人也在陪你一起吸烟，他们的身体受到的伤害更大。他们可能会因为礼貌或亲情不对你说什么，可是你又忍心吗?

误区 3
吸烟的人戒烟后感到很不舒服甚至会得病

吸烟的人戒烟后会产生戒断症状，这种戒断症状可能使人联想到戒烟会让人生病。但其实这种戒断症状持续的时间很短，不会对人造成器质性损害。个别人戒烟后生病或死亡，与戒烟其实并没有因果关系，很多人说某某戒烟后得癌症了、得心肌梗死了，实际上戒烟后发病并不是戒烟造成的，而是长期吸烟导致的。

误区 4

吸烟可以帮助克服紧张

尼古丁是一种兴奋剂，吸烟确实能够提高人们在紧张时的反应能力。但靠吸烟来缓解紧张百害而无一利。有氧运动、冷静思考和深呼吸同样能克服紧张。

误区 5

吸烟有助于思考

事实上，这是吸烟者对尼古丁产生的依赖，使他们在不吸烟时很难集中精力，必须依赖于吸烟才能集中精力思考问题，这本就是吸烟造成的恶果，却被人们当成吸烟的好处。长期吸烟会降低大脑血流量，从长远来看，吸烟会进一步影响吸烟者思考问题。

误区 6

戒烟后会发胖

有的人戒烟后胃口改善，体重会增加。然而，这并不是不可改变的，有氧运动和健康饮食都有助于减重。

饮食规律，并遵循营养健康原则。不要饥一顿、饱一顿，饥饿会激发对吸烟的渴望。

当确实需要加餐时，选择低热量食物（蔬菜、水果、脱脂酸奶等）。

嚼无糖口香糖让嘴保持忙碌，有助于减少吸烟。

吃饭前先喝一杯水，有助于产生饱腹感。

每天运动30～60分钟，每周运动5～7天。如果还没有养成运动习惯，那么快走是个很好的开端。

PART 5

一级预防：
高血压"预备军"，
将疾病阻断在源头

你得高血压的概率有多大

我国高血压病的流行特点有哪些

目前，我国高血压病的流行特点有以下几个方面。

1. 城市患病率高于农村。

2. 男性患病率高于女性。

3. 老年人患病率明显高于中青年。

4. 有高血压病家族史者的发病率高于无高血压病家族史者。

5. 高盐饮食者的发病率高于低盐饮食者。

6. 肥胖者的发病率高于体重正常者。

7. 脑力劳动者的发病率高于体力劳动者。

8. 嗜烟酒者的发病率高于不嗜烟酒者。

> **••• 敲黑板**
> **医生有话说**
>
> **高血压是国人"第一疾病"**
>
> 目前我国约有 2.5 亿高血压患者，高血压患病率呈上升趋势，且随年龄增长而上升。
>
> 因为高血压导致的残疾率、死亡人数是所有疾病里最高的，成为国人"第一疾病"。

不要成为高血压的下一个受害者

预防和控制高血压，要注意以下几个方面。

1. 预防和控制高血压的最好方法是定期体检、测量血压，低盐、低脂、低糖饮食，少饮酒，远离烟草，适当运动和药物治疗（如果有需要，遵从医嘱）。

2. 自我感觉良好不一定代表血压正常，感觉不好也不一定代表血压异常。唯一可以明确的方法是定期监测和在感到不适时随时测量血压。

3. 药物治疗只能作为全部治疗方案的一部分。患者首先要改变不良饮食习惯、戒烟、不过量饮酒、规律运动。

4. 一旦确诊，特别是多年高血压导致动脉硬化者，高血压往往会跟随人们一生。不过可以通过健康的生活方式和合理用药控制高血压。

你是高血压高危人群吗

超重

超重者患高血压风险是普通人的3倍，这不仅取决于体重，与脂肪分布也有关。通常大腹便便的向心型肥胖者患高血压的风险更高

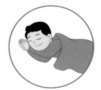

缺乏运动

缺乏运动，身体的血液循环就会变慢，肌肉也会松弛无力，如果再加上生活不规律，就非常容易导致脂肪堆积，诱发肥胖和高血压

高盐饮食

盐的主要成分是氯化钠，高盐饮食会导致体内钠过多，引起水钠潴留和血压升高。普通人每日盐摄入量应低于6克

遗传因素

父母有高血压，子女患高血压的可能性会增加。同卵双生子女间的血压相关性远高于异卵双生者

长期吸烟

吸烟容易引发高血压、冠心病等疾病，还会导致心率加快

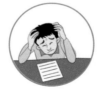

精神压力大

工作压力大、精神紧张、情绪不稳定等会增加患高血压等心脑血管疾病的风险

过量饮酒

长期过量饮酒（每日饮白酒 ≥ 100 毫升）会增加患高血压的危险

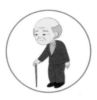

年龄因素

男性大于40岁、女性更年期后，患高血压的风险将增大

影响血压波动的因素有哪些

目前认为高血压有一定的遗传基础，在多种后天因素的作用下使血压调节机制失常所致。了解与血压升高有关的因素并加以控制，可明显降低或减少高血压病的发病风险。

原因 1 体位姿势

人在站立时，血压略上升，这样才能使头部供血充足。故卧姿血压最低，坐姿次之，站姿最高。

原因 2 情绪因素

情绪的急剧改变，如兴奋、惊恐、忧虑、精神紧张等，可使血压快速升高；而满足感、安心感、幸福感等有助于平稳血压。

原因 3 季节变换

血压在寒冷的冬季容易上升，而在气温温暖的季节则有所下降。

原因 4 运动强度

运动期间会引起血压小幅上升，但运动后血压明显下降。缓慢而适量的运动可扩张外周小血管，使运动后血压呈现明显下降；剧烈的运动和重体力劳动会使血压明显升高，高血压人群不鼓励做剧烈运动。

原因 5 进食消化

人在进食后收缩压通常会下降，舒张压一般不受影响或稍下降，这是因为消化时，分布于腹腔内脏的血管会扩张。

··· 敲黑板
医生有话说

长期便秘也易使血压升高

排便时用力使劲会使心跳加快，心脏收缩加强，心搏出量增加，造成血压突然升高。所以建议便秘患者平时适当多吃一些富含膳食纤维的食物，早晨喝些温水以促进排便，并养成定时排便的习惯，保证大便通畅。

警惕假性高血压和隐性高血压

高血压有一些特殊形式，比如有的人在特定情况下血压升高，对于这些特殊情况，需要提高警惕，及早干预。

假性高血压管理不好也会发展成高血压

有些人在医院测血压的时候显示血压升高，可是回到家里自测血压或是24小时动态血压监测又显示正常，这就是假性高血压，也称"白大衣高血压"。这样的血压升高主要是由于心情紧张导致的。

虽然假性高血压不算真正意义上的高血压，但如果不重视，就可能转为真正的高血压，因此应该尽早干预。通常可采用调整生活习惯，限盐，进行有氧运动，减少不良情绪刺激等非药物手段。

隐性高血压更可怕

与"白大衣高血压"相反，隐性高血压多表现为医院检测显示正常，但是家中自测或做动态血压监测时显示血压升高。典型的隐性高血压，如单纯夜间高血压、单纯清晨高血压者，由于病情隐匿，不易被发现，患者多不能得到及时治疗，更容易引发动脉硬化、左心室肥厚、脑血管病及高血压肾病。

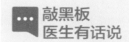

敲黑板 医生有话说

怎样发现隐性高血压

由于隐性高血压不容易被发现，所以一定要经常在家自测清晨和睡前的血压。一旦发现异常，应做好记录，及时就医。

老年人需多关注隐性高血压

通常情况下，血压会随年龄增长而升高，再加上老年人易受睡眠质量下降、精神压力及情绪波动较大等因素的影响，使其成为隐性高血压的"青睐者"。

老年高血压患者中1/5以上存在晨峰高血压，这是一种清晨起来时出现血压快速大幅上升的血压波动现象，对健康危害很大，容易诱发清晨出现心脑血管意外。清晨血压升高者建议做动态血压监测，明确是否存在晨峰高血压。

五招轻松预防高血压

告别失衡的饮食，重塑健康营养生态

如今，人们渐渐步入富足时代，新的问题却出现了，面对丰饶的食物，我们的血压失控了……

古老的人体结构，现代的饮食习惯

农耕文明时代，营养不良和饥饿是很普遍的现象，因为在储备和救济体系不成熟的前提下，一个村庄、一座城池根本无法抵抗任何天灾人祸。一场暴雨、一季干旱都能让庄稼绝收，没有粮食，就只有挨饿的份儿。

随着科学的进步，人类在 100 多年内完成了从饥饿向富足的飞跃，大自然从来没有遇到过如此快速的改变。人类的食物越来越多，而且不受季节性的限制，可以说，人们如今的物质消费极度丰饶。

人类从漫长的饥饿史上跋涉而来，大吃一顿的愿望更迫切，也更符合动物天性的选择。而现在，我们不是要大吃一顿，而是在不停地吃，把大吃大喝变成了日常行为。岂不知古老的人体结构难以适应现代的饮食习惯，从而带来各种健康隐患。

"节后综合征"是怎么形成的

这些年，流行一个词叫"节后综合征"，其特点是节后的一段时间，人们表现出工作效率低下、没有精神，并出现不明原因的恶心、晕眩、焦虑、血压升高等。其中很大一部分原因是节假日期间暴饮暴食所致。日常饮食规律一旦被打乱，摄入过多高钠、高脂、高糖、高热量食物，就会导致血压升高、血糖值升高等不良后果。原本应该好好休息、放松身心的假期反而成了"身体不能承受之重"，偏离了节假日应有的意义。

平衡膳食，从"断舍离"开始

电影里说"喜欢是放纵，爱是节制"，我们对待饮食的态度同样遵循这一原则，放纵或许会带来一时的欢愉，而节制才能产生长久的幸福。

节制体现到日常饮食上，就是控制对食物的欲望，不时给身体放个短假，让疲劳运转的器官休养生息。如今，间歇式轻断食是很流行的饮食方式。

从科学角度来说，长时间断食是不健康甚至是很危险的。人是恒温动物，即使一动不动，为维持体温和正常的代谢仍然需要消耗热量，即基础代谢量。断食一天，身体储存的葡萄糖基本耗尽，人体就开始将其他能源物质转化为糖类，以供给身体所需。首先燃烧脂肪来供能，断食时间超过 2 天，身体已经没有足够的葡萄糖，所以肝脏分解身体脂肪产生酮体，酮体穿过血脑屏障并为大脑供能。

然而，就像汽油、柴油一样，脂肪并非"清洁能源"，消耗过程中会产生一些酸性物质，这些物质进入血液和尿液，体内的 pH 值就会波动。此外，当脂肪燃烧也无法满足生命所需时，人体不得不大量分解蛋白质供能。蛋白质是生命的功能单位，消耗过度可能会引起器官衰竭。

而间歇式轻断食不同，是指一段时间内不进食，其他时间则正常饮食的方式，一段时间一般是 8~24 小时。还有一种间歇式轻断食是在相对较长的时间内，一般一周左右的时间，保持低热量摄入。这两种方式都比较缓和，不会给人体带来危害，有助于减重，调节人体代谢，清除体内毒素，增强人体免疫力，预防高血压等心脑血管病。

表面来看，间歇式轻断食似乎是打破了营养平衡，而事实上是我们身体内部已经失衡，轻断食是以非"常规"的方式给身体带来挑战，让失衡的身体重新找回平衡。

> **●●●● 敲黑板**
> **医生有话说**
>
> **什么是高血压的三级预防**
>
> 一级预防主要包括合理饮食、控制体重、不抽烟、科学锻炼、保持心态平衡，不得高血压；二级预防主要是让已患高血压的人血压降低，并使血压下降到或接近正常范围；三级预防的目的是帮助高血压患者预防或减少靶器官（心、脑、肾、眼底等）损伤，预防并发症。

在外就餐，学会巧妙控盐

1 尽量多点蔬菜类菜品，以摄入充分的维生素和钾，有利于体内钠钾平衡。

5 夹菜的时候尽量沥沥汤汁，不吃汤泡饭，因为汤汁中含有很多盐。

2 少选腌制品如咸鱼、腊肉、火腿、香肠、腌菜等，如果点的是套餐，最好少吃或不吃其中的小菜（通常是咸菜）。

6 尽量不点炒饭、煎饼、盖浇饭等加入大量油和盐的主食，以清淡的粥、杂粮饭为宜。

3 豆瓣酱、甜面酱等酱类作料中也含有大量盐，因此最好不选蘸酱菜。

7 如果只是中午在外就餐，那么在早餐和晚餐时，饮食清淡一些。平衡一下一天盐的摄入量。

4 吃火锅的时候尽量选清汤锅底，多涮蔬菜，少蘸麻酱。

8 如果吃得咸，可以在饭后吃些含钾多的水果，以促进钠离子的排泄，减少对身体的伤害。

学会宣泄和倾诉，别让坏情绪影响血压

我们的身体是一个非常奇妙的功能结构，心与身是密切相关的整体，身体上的疾病可以影响心理，心理因素也可能影响身体。比如，紧张恐惧时会出现心动过速、呼吸急促、出冷汗、脸色苍白，甚至全身发抖、血压升高等反应，这种现象称为心理生理应激反应。如果偶尔出现，则是暂时现象，但如果经常出现，就会对躯体产生损害，引起心脏、胃肠、脑等器官的病变。这种在起病原因上存在明显心理因素的躯体疾病，称为心身疾病。而高血压正是这样一种疾病。

驾驭不了情绪，高血压就会驾驭你

虽然原发性高血压的发病原因很复杂，但是调查显示，在原发性高血压患者中，超过七成的人存在不良心理因素，而接受心理干预者并不多。尤其是许多中青年高血压患者，或者因为工作压力大，或者因为家务繁重，都面临一定的心理问题。他们不懂得心理调适，也不懂得释放压力、化解不良情绪。于是，这些不会驾驭自己情绪的人，在外界及内在的长期不良刺激下，使得中枢神经系统的兴奋与抑制过程失调，导致血压升高。时间长了，就得了高血压。因此，为了预防高血压，我们需要学会调适自己的情绪。

情绪波动时，如何自我控制

自制力直接影响人脑的反应速度以及感受强度，悲伤、恐惧、愤怒、好奇、欢快等各种情绪在自制力低下时都会被放大。自制力强意味着你有足够的力量，能够掌控自己的人生和命运。

不管出现哪种激烈的情绪，都可以用这种方法来控制情绪：情绪出现较大波动时，可以先长长呼一口气，然后缓缓地喝口热水。如果是在室外，没条件喝热水，也可以找一个安静的地方暂时休息，强迫自己默念"放松、放松……"30~50次，通过这种心理暗示让自己身心放松。同时，要配合深呼吸。反复进行，直到感觉自己已经平静下来。

宣泄压抑情绪的良好途径：倾诉

某些负面情绪你越想压抑，它们越是憋闷在心里，像火山一样需要喷发。对于压抑情绪，一定要努力把它宣泄出去，向大家推荐一种简单有效的方法：倾诉，无论以何种方式。至于倾诉的对象，可以是朋友，可以是日记，也可以是你的小宠物……总之，要想方设法把内心一切的负面情绪都消除掉，消除得越彻底，身心越健康。

休息好，有助于控血压

想要预防和控制高血压，休息好是非常必要的。但"休息好"并不是简单的多睡觉，我们还有许多日常细节需要注意。

确保睡眠时间与质量

睡眠障碍与高血压有着很大的关系，所以保证睡眠质量对健康是很重要的。最好养成早睡早起的习惯，每天保证有7~8小时的睡眠时间，同时也要保证睡眠质量。

生活起居要有规律

《黄帝内经》早就提出"起居有常"的养生原则，要求人们根据人体的生物钟节律，保持作息和日常生活的规律性，并且让这个规律合乎自然，这也是强身健体、延年益寿的关键。所以，生活中我们要养成按时休息、按时起床、按时就餐的作息习惯。

养成午睡的习惯，时间控制在1小时内。上班族，如果没有条件躺下睡，也可以趴在办公桌上闭目养神，让全身得以休息放松。

脑力劳动者要注意，每使用电脑1小时，最好休息5分钟。可以站起来走一下，或者远眺，或者做一下深呼吸，都是舒缓身体、释放压力的好方法，有助于预防高血压。

晚上注意晚餐别吃得太晚、太饱，睡前泡脚有助于改善睡眠。晚餐摄入过多，会导致胃肠负担加重，影响睡眠，不利于控制血压。睡觉前用热水泡脚，然后按摩双脚脚心，能促进血液循环，不仅可以消除一天的疲乏、促进睡眠，还有助于平稳血压。

娱乐活动要有节制

无论是年轻人还是老年人，娱乐活动都要有节制。比如玩游戏、下棋、打麻将要限制时间，以1~2小时为宜。并且要注意控制情绪，坚持以娱乐为目的，不要过分计较输赢，强烈的情绪刺激会导致血压明显波动。

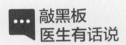

●●● 敲黑板
医生有话说

脑力劳动者更要多参加体力活动

为预防高血压，脑力劳动者尤其是伏案久坐的白领，要提醒自己多参加体力活动或运动。保证每周至少运动5天，每次至少30分钟。这样可以锻炼肌肉、舒张血管，还有利于消除大脑疲劳，预防高血压。

严寒来袭，保暖就是保平安

冬季的严寒对心脑血管会造成刺激，"热胀冷缩"同样适用于血管，热的时候，血管扩张，血压下降；天气冷的时候血管收缩，血压上升。冷热剧烈变化引发血压大幅波动，甚至诱发血管痉挛性收缩，容易造成心脏供血不足、心肌缺血，引发脑卒中、心绞痛、心肌梗死等。因此，冬季最重要的是注意保暖，避免长时间待在室外。

冬天出门必备

帽子　当温度在 4℃ 左右时，人体一半的热量会从头部散发出去，而且温度越低，头部散热的比例越大，头部就容易受寒。头部受寒，除对脑血管有不利影响、易引起血压波动外，还容易造成头痛、感冒、头晕等，因此冬天出门最好佩戴帽子。

保暖鞋袜　一些年轻人为了时尚，冬天也穿九分裤或裙子，把脚踝露出来。寒从脚起，脚部保暖很重要。冬天最好穿过脚踝的袜子，鞋子也要选择保暖的。

围巾　大部分人冬天都有围围巾的习惯。围围巾可以防止寒风从脖子入内引发感冒受寒。但围巾不可围太紧，以免影响正常呼吸。

口罩　冬天佩戴口罩除了保暖外，还能起到防尘护肺的效果。

敲黑板
医生有话说

保暖并不是衣服穿得厚实就可以高枕无忧

保暖还应避免从温暖的环境一下子进入寒冷的环境，剧烈的温差会使血压骤然升高，是诱发脑出血的危险因素。因此，有一些生活细节要注意。譬如，在严冬洗浴时，先用暖气、浴霸等让浴室暖和起来，调整好水温，再脱去衣物、洗浴。

预防高血压的原则

预防高血压要从生活方式、运动、血压监测等方面努力。

原则	具体措施
饮食要"三低二高"	高脂、高糖、高盐饮食是高血压的一大诱因。饮食上，应坚持低脂、低糖、低盐、高蛋白、高膳食纤维的原则
控制体重	体重增加会使心脏负担加重，血管外周阻力增加，导致高血压病情恶化。因此，对高血压患者而言，控制体重很重要。有研究表明，肥胖者体重每减少1千克，血压会下降1mmHg
定时监测血压	血压骤然升高可能引起脑卒中、心肌梗死等严重后果。如有头晕、头痛等症状，应及时监测血压。高血压患者在血压控制良好情况下，每天测1次血压
每天步行6000步	可晨起散步20分钟，晚饭后散步30分钟，保证每天步行6000步，日常散步可促进血液循环，增强血管弹性
房事要节制	血压波动比较明显时，建议避免性行为
定时排便	排便时腹压升高会影响血压，特别是便秘时，发生脑血管意外的风险大大增加。因此，应多食富含膳食纤维的食物，以促进顺利排便，并养成定时排便的好习惯
保持情绪稳定	血压的调节与情绪波动关系密切，大喜、大悲、大怒都可引起血压大幅波动，因此应保持情绪稳定
发现不适及时就医	血压波动比较明显时，往往会出现头晕、头痛、困倦、乏力或失眠等临床征兆。如果出现不适，应及时就医、治疗
避免在高温环境长时间停留	高温时人体出汗较多，心情也容易烦躁，很容易引发血压升高。因此要避免在高温环境中长时间活动、停留
寒冷季节适应后再外出	尤其是北方地区，室内取暖，需要外出到寒冷环境去，最好先开小门缝适应"冷风"几分钟后再外出，避免突然进入寒冷环境引发血压骤升

PART 6

二级预防：
已患高血压，
稳控血压是关键

得了高血压，
降压是首要任务

高血压携带的"三颗炸弹"

高血压患者由于动脉压持续性升高，会引发全身动脉硬化，从而影响组织器官的血液供应，造成各种严重后果。在高血压各种并发症中，以心、脑、肾的损害最为显著，主要损害可概括为"大心、小肾和卒中（脑卒中）"。

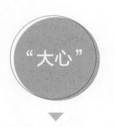

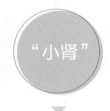

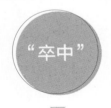

指长期高血压会导致患者心肌肥厚，继而发展为心腔扩大和心力衰竭。

指肾小动脉硬化，可致肾衰竭和尿毒症。

包括脑出血和脑梗死。

心肌梗死、脑卒中、尿毒症就是高血压携带的三颗"炸弹"，一旦被这三颗"炸弹"击中，有可能导致致命的损害。而积极控制血压对于拆除这三颗"炸弹"尤为重要。

同样危及生命的还有高血压危象、主动脉夹层、高血压脑病等。

一图读懂高血压的主要危害

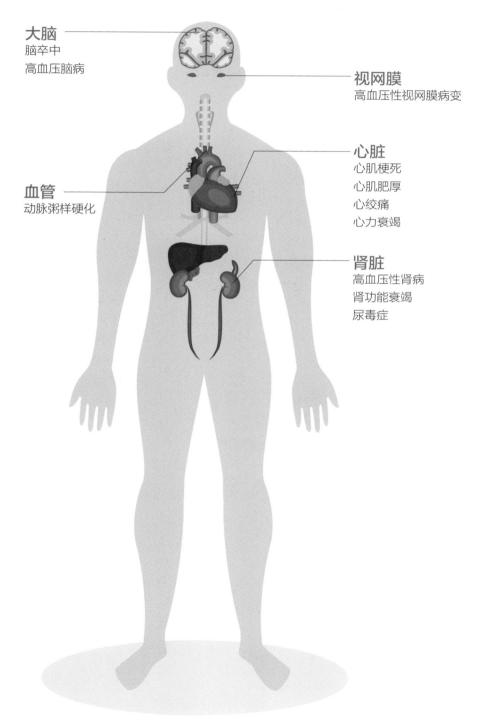

大脑
脑卒中
高血压脑病

血管
动脉粥样硬化

视网膜
高血压性视网膜病变

心脏
心肌梗死
心肌肥厚
心绞痛
心力衰竭

肾脏
高血压性肾病
肾功能衰竭
尿毒症

高血压患者应牢记的"健康手机号码"

高血压患者记住这个手机号：140-6-543-0-268，就能把血压控制在理想状态，使脑卒中的发病风险降低。这个手机号，分别代表的含义如下。

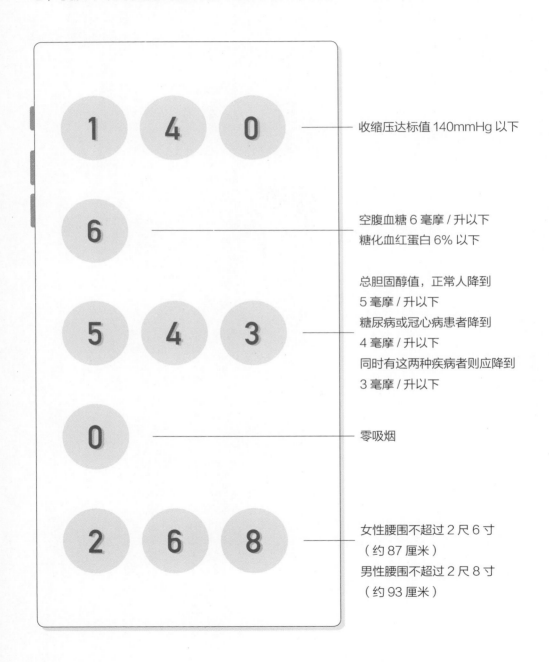

收缩压达标值 140mmHg 以下

空腹血糖 6 毫摩 / 升以下
糖化血红蛋白 6% 以下

总胆固醇值，正常人降到
5 毫摩 / 升以下
糖尿病或冠心病患者降到
4 毫摩 / 升以下
同时有这两种疾病者则应降到
3 毫摩 / 升以下

零吸烟

女性腰围不超过 2 尺 6 寸
（约 87 厘米）
男性腰围不超过 2 尺 8 寸
（约 93 厘米）

这些时刻血压容易升高，要格外小心

人的血压在一天之内并非一成不变，它比较敏感，会受到许多因素的影响而骤然升高。高血压患者因为血管长期承受的压力较大，血管处于痉挛状态，以致血管弹性下降、脆性增加，如果由于某种原因导致血压骤然增高，就容易造成脑血管破裂而发生脑出血，这对高血压患者来说是致命的。所以，对于高血压患者来讲，要注意血压会突然升高的时刻，避免出现风险。

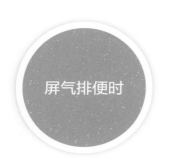

我们在下蹲排便时，由于体位改变和用力，腹压会加大，外周血管阻力增加，血压也随之上升。特别是在便秘或大便干燥时，屏气用力排便，会让全身肌肉收缩，血管也收缩，胸腔和腹腔压力增大，致使较多的血液充盈颅内血管。颅内血管压力剧增，就容易导致脑出血。因此，高血压病情严重者，最好采用坐便的方式，并尽量避免便秘。

每当出现寒潮，脑出血的患者就会有所增加。这主要是因为高血压患者以老年人居多，血压对气温变化较敏感，一旦遇到寒冷刺激，动脉血管收缩，体内肾上腺素分泌就会增强，而肾上腺素增多会使血管收缩，引起血压明显上升。因此，冬春季节，尤其是季节变换、气温变化较大时，高血压患者要注意防寒保暖。

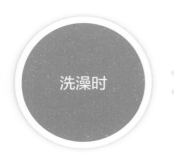

洗澡时发生意外，多见于老年高血压患者。这主要是因为老年人一般体质较弱，体温调节和血管舒缩功能较差，在热水或冷水刺激下，血压容易发生波动。所以，老年人或者重度高血压患者洗澡时，一方面时间不能太长，另一方面水温不能过高或过低，以免对身体造成太大刺激。

"三高"相互作用，危害叠加

医学上将以胰岛素抵抗为病理基础的代谢问题，包括肥胖、高血压、糖尿病、血脂异常、脂肪肝等，统称为代谢综合征。

从表面看，"三高"有各自不同的发病机制和病理变化。但从实质分析，只要患有其中一种疾病，患其他相关疾病的风险就会比一般人高。

"三高"之间相互影响

糖尿病患者胰岛素抵抗，会降低体内脂酶活性，使血脂增高，而肥胖伴血脂异常者更易产生胰岛素抵抗，诱发糖尿病。因为糖尿病患者往往伴有血脂异常，所以人们将这两种病称为"姐妹病"。

糖尿病和高血压可能存在共同的遗传基因，并且血糖高也容易引起血压升高，所以医学上将高血糖与高血压视为同源性疾病。

另外，高血压、血脂异常和糖尿病对心血管和重要脏器发生协同性损害，更容易诱发心脑血管病变。

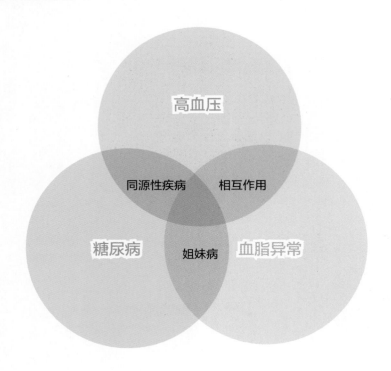

降血压的同时不要忽视降脂

高血压患者往往伴随脂代谢紊乱。脂代谢紊乱是指机体内脂类及其代谢物的异常，通常表现为血脂异常，长期血脂异常易形成动脉粥样硬化，会对心脑血管造成危害，加重原有的高血压危害。所以，降血压的同时不要忽视降脂。

血脂异常与动脉粥样硬化

动脉粥样硬化是动脉硬化的一种。血脂异常在动脉粥样硬化的发生和发展中起主要作用。动脉粥样硬化初期，内皮细胞受到高血压的损害，脂质更容易沉积于动脉壁内皮下，导致动脉粥样硬化的发生和发展。

控血压
自我管理这样做

- 40岁以下血脂正常人群，每5年至少检测1次血脂。
- 40岁及以上人群至少每年检测1次血脂。
- 心脑血管疾病高危人群每6个月检测1次血脂。

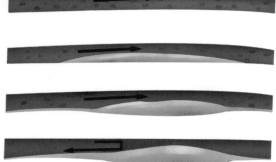

血管健康，血液流通顺畅

脂肪堆积，形成粥样硬化斑块，血液流通受阻

堵塞严重，远端组织供血不足，血管壁变脆

血管完全堵塞，血液循环受阻

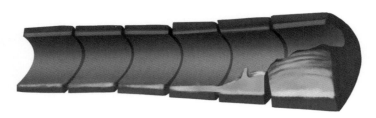

导致血管堵塞的罪魁祸首是低密度脂蛋白胆固醇，如果不防微杜渐，最终将诱发脑卒中、心肌梗死等致命性疾病

降血压也要控血糖，提防"三连杀"

高血压、糖尿病为同源性疾病，多数人都伴有超重或肥胖。糖尿病合并高血压更容易促使动脉粥样硬化斑块的形成，最终进展为心脑血管疾病。而高血压反过来又会加重糖尿病肾病等。此外，糖尿病患者合并高血压的风险也是 1+1 ＞ 2 的效果。

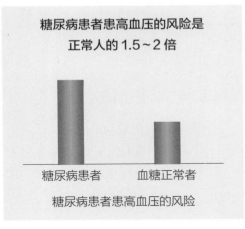

糖尿病患者患高血压的风险是正常人的 1.5～2 倍

糖尿病患者　　　　血糖正常者

糖尿病患者患高血压的风险

高血压患者饮食不可过甜

高血压患者如果摄入过多糖分，体内就会产生大量热量，当超出人体需要时，剩余部分就会转化为脂肪储存在体内。然而过多的脂肪堆积也会使身体发胖，而肥胖正是糖尿病发病的一大诱因。

另外，过多的脂肪堆积也会使体内胆固醇水平增加，过多的胆固醇很容易在血管壁上沉积，从而促使动脉粥样硬化的形成，加重高血压。所以，高血压患者一定要少吃高糖食物。

高血压患者如何减少添加糖的摄入

1. 白开水是最好的饮品，尽量不喝含糖饮料。

2. 甜品可通过限制食用量或者降低制作过程中的用糖量来减少糖摄入。

3. 烹调时也要少加糖，如果喜欢用糖调味，要控制用量。

4. 在选购包装食品时，要先看看食品配料表，尽量选择低糖食品。

··· 敲黑板
医生有话说

过量的甜食是血管"杀手"之一

我们日常烹调会用到白糖、红糖、冰糖，这些糖类都属于双糖，会很快水解为单糖，不仅不利于控制血糖，也不利于控制体重。所以无论是蛋糕、糖果或是精制糖，食用过多对身体健康都是有害的，因此要改掉过量吃甜食的习惯。

科学用药，降压不走弯路

高血压药物治疗原则

原则 1 ▶ 血压应逐渐平稳下降。

原则 2 ▶ 治疗应因人而异，按照病情的严重程度以及其他病情表现区别对待，个性化用药。

原则 3 ▶ 应从一种药物或是多种药物小剂量联合治疗开始，在评价有效性的基础上阶梯式增加用药种类和用药量，重症高血压例外。

原则 4 ▶ 复方联合疗法优于大剂量单一疗法，因为联合治疗的各种药物剂量较小，引起的不良反应较小或是相互抵消。

原则 5 ▶ 任何药物避免给予不合适的剂量。

原则 6 ▶ 有效的药物坚持用，最新药物不一定是最好的。

原则 7 ▶ 坚持治疗，除非绝对必要，不要随意更换药物；最好使用一天一次服用的长效药物。

降压药的选择应用

为了方便记忆，临床医生把目前常用的降压药总结为 ABCD 四个系列：A——ACEI/ARB（血管紧张素转化酶抑制剂 / 血管紧张素 II 受体拮抗剂），B——β 受体拮抗剂；C——CCB（钙通道阻滞剂）；D——Diuretics（利尿药）。

降压药物选择指南

药物类别	适应证	禁忌证	慎用
ACEI/ARB	心力衰竭 左室肥大 心肌梗死后 糖尿病伴微量蛋白尿	孕期 双侧肾动脉狭窄	过敏体质者
β 受体拮抗剂	心绞痛 心肌梗死后 快速性心律失常 孕期	哮喘 慢性阻塞性肺病 心脏传导阻滞	血脂异常 胰岛素依赖型糖尿病
钙通道阻滞剂	心绞痛 外周血管病 老年患者 收缩期高血压		
利尿药	心力衰竭 老年患者 收缩期高血压	痛风	糖尿病 血脂异常

温馨提示：本书的用药知识仅为广大读者提供参考，高血压患者具体用药要根据自身情况到正规医院经由医生指导，并严遵医嘱用药，不可自行用药。

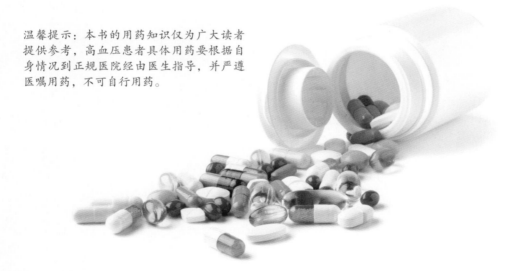

降压药用药注意事项

1 ▶ ACEI/ARB 注意事项

（1）长期应用要定期监测肾功能和血钾，出现血肌酐和血钾明显升高要停用。

（2）出现异常反应，立刻停药并就医。

- 服用 ACEI/ARB 时，若出现干咳，四肢、面部、黏膜、声带或喉头充血、水肿时，应马上停药并就医。

2 ▶ β 受体拮抗剂 注意事项

（1）在医生指导下服药、减药和停药。使用较大剂量时，突然停药可能导致血压升高、快速型心律失常、心绞痛加剧甚至心肌梗死。

（2）学会自测脉搏，若静息时脉搏 < 50 次／分，要告知医生。

（3）糖尿病患者使用 β 受体拮抗剂时可能掩盖低血糖的症状与体征。长期使用该药，尤其与噻嗪类利尿药合用时，易加重糖尿病症状或诱发糖尿病。

（4）若出现下列情况，通知医生：喘鸣、呼吸困难；水肿、疲乏；头晕、精神抑郁；皮疹、腹泻或便秘。

3　钙通道阻滞剂注意事项

（1）注意日常活动，防止体位性低血压的发生。

- 站起身时动作要缓慢。
- 睡眠时把头枕高。
- 避免长时间站立。
- 避免长时间热水浴。
- 活动四肢。

（2）尽量选择长效钙通道阻滞剂。长效制剂起效平稳、血压波动小、不良反应的发生率低、作用时间长、用药次数少、患者耐受性好。

（3）若使用短效制剂（如硝苯地平片，即心痛定）后血压可在半小时至数小时内大幅下降，要注意观察血压下降的情况，特别是老年人，防止血压过度快速降低。目前已不建议使用短效硝苯地平片降压，取而代之的是硝苯地平的缓释剂型或控释剂型。

（4）防止体位性低血压的发生。若在变动体位（从卧或坐位突然直立时）出现头晕甚至倒地（晕厥）时，要及时与医生联系。

（5）钙通道阻滞剂最常见的不良反应为下肢（尤其踝部）水肿，老年人更多见，容易误判为心力衰竭。牙龈增生也是可能见到的不良反应。

4　利尿药注意事项

（1）限制钠盐摄入，增加钾盐补充。

（2）定期随访，注意血压变化、水肿情况和电解质（尤其是血钾）水平。注意治疗引起水肿的原发病。

如何正确安排服药时间

高血压患者的血压波动情况存在明显的个体差异，有的患者表现为白天血压升高，而有的患者则表现为夜间血压升高。服用降压药应参考血压的节律变化，如夜间或凌晨血压升高者可于临睡前服药，最终目的是使血压全天 24 小时内维持在正常范围内，尽可能减小血压的波动幅度。

夜间血压适度降低（杓型血压）

一般把夜间平均血压比日间平均血压下降 10% ~ 20% 的血压昼夜节律变化称为杓型波动。大多数轻、中度高血压患者在夜间睡眠时血压明显降低，但随着年龄增长，昼夜波动幅度会逐渐变小。

夜间血压高（反杓型血压）

指夜间血压不下降，反而超过日间平均血压水平，可见于严重自主神经功能障碍者，更多见于晨服降压药，而夜间血压下降不足的高血压患者。

不少高血压患者的晨间血压是 24 小时中的峰值。心肌梗死、猝死、蛛网膜下腔出血、颅内出血和脑梗死等疾病也是在清晨发生率最高。为了阻止晨间高血压及心脑血管事件的发生，提倡夜间血压升高，特别晨峰高血压患者在睡前服用降压药，这样既能控制夜间高血压，又能保护心脏。

夜间血压下降不明显（低杓型血压）

指高血压患者夜间平均血压下降不足 10%，多见于口味重和肥胖的高血压，或伴有靶器官严重受损者、患睡眠呼吸暂停综合征者以及严重失眠者。此类患者患左心室肥厚和心脑血管疾病的危险明显增加。

服药后血压不降需要马上换药吗

有些患者降压心切，希望药到病除，服用降压药后，立刻量血压，未马上降至正常，便认为药物无效，要求换药或另找医生、医院，这种做法是不可取的。

医生在开降压药时一般从小剂量开始。尤其目前提倡使用每日一次的长效降压药，这种药物服药5~7天才开始出现明显降压效果，达到最佳降压效果所需要的时间更长，比如血管紧张素转化酶抑制剂类的药物发挥稳定药效需要3~4周，血管紧张素Ⅱ受体拮抗剂所需要的时间更长，长效钙通道阻滞剂如氨氯地平等也需要数周才能达到稳定的血药浓度，发挥稳定的降压疗效。所以，如果服用上述降压药1~2天血压没有达到理想水平，不能判定药物无效而频繁换药。

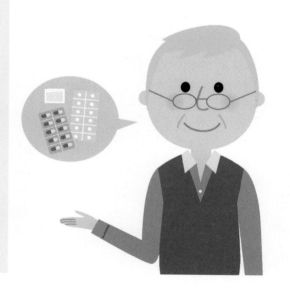

••• 敲黑板
医生有话说

长效降压药达到
最佳降压效果的时间

血管紧张素转化酶抑制剂——达到理想药效需3~4周；

血管紧张素Ⅱ受体拮抗剂——达到理想药效4周以上；

长效钙通道阻滞剂——达到理想药效需4~6周。

服用上述药物几天后，血压若没有达到理想水平，不能判定药物无效而频繁换药。

无症状的高血压患者需要服用降压药吗

典型案例

　　55 岁的老刘身体一直比较硬朗，体检测出血压为 176/98mmHg，但他不以为然，说自己这 5 年来，血压一直偏高，但没有头晕等任何不舒服的感觉，所以一直没有吃药。听周围的朋友说，高血压一吃药就停不了，他心想，那不成了药物依赖吗？所以，他坚持不吃药，不去医院。医生经过检查，发现老刘左心室肥厚，考虑是高血压引起的继发性损害——高血压性心脏病。

　　生活中，像老刘这样的患者不胜枚举，他们对高血压的危害认识不足，认为自己没有症状就没必要用药，许多患者也因此耽误了病情。

　　高血压患者有无症状，往往因血压水平、个体耐受性及器官损害程度不同而有很大的差别。也就是说，高血压患者的症状与血压的高低并不完全成正比，有些高血压患者血压水平很高，但由于其个体耐受性大，并没有明显的症状。但是，无症状不等于高血压对器官没有损害，长期血压升高而又得不到有效控制，就算年龄较轻的高血压患者，也容易合并冠心病、脑卒中、肾功能衰竭等。因此，建议大家都能定期测血压，无症状的高血压患者也应接受药物治疗，尽可能不发生高血压合并症。

为什么医生提倡使用长效降压药

　　同一种降压药，可根据作用持续时间不同分为短效药和长效药。

短效药的降压作用

　　短效药降压作用一般仅可持续 4~6 小时，所以，如果患者每天服药 1~2 次，则不能保持血压平稳。人的血压一般在清晨会出现明显升高，因为一夜睡眠超过药物 4~6 小时的降压作用持续时间，所以短效药尤其不能控制清晨的血压高峰。

长效药的降压作用

　　长效药的降压作用一般能持续 24 小时，可以保持一整天血压平稳。另外，服用长效降压药能减少服药次数，一般为一天 1 次，可减少患者忘记服药的情况。由于血压常在清晨快速升高，长效降压药有利于控制清晨血压升高，能更有效地减少脑卒中、心肌梗死的危险。

高血压患者都需要服用阿司匹林吗

阿司匹林，这个以前只用于退烧的小药，现在可神气了，研究证实，它对预防心脑血管疾病很有效。近年来的大量临床试验一致显示，阿司匹林的抗血小板作用对于脑卒中和心肌梗死有预防作用。

小剂量服用阿司匹林的好处

高血压处于心血管风险高危状态的患者在采取措施控制血压的同时，应该服用小剂量阿司匹林。有研究表明，服用小剂量阿司匹林的高血压患者与仅单纯服用降压药者相比，心脑血管病发生的比例要少，但前提条件是在血压控制正常的基础上服用。

阿司匹林的合理剂量

同时存在心脑血管病或糖尿病的高血压患者，本身发生心脑血管事件的可能性就大，因此建议服用小剂量阿司匹林。除急性心肌梗死早期需一次性服用300毫克剂量之外，心肌梗死或脑卒中1级和2级预防的阿司匹林剂量为75～150毫克/日，常用100毫克/日的片剂。剂量小于75毫克/日，效果不确切；大于150毫克/日则不必要，因为有可能增加不良反应。但阿司匹林要在血压控制良好后再服用，否则有可能增加脑出血的危险。

阿司匹林需用药多久

作为1级或2级预防，只要患者可良好耐受，未发生严重不良反应，应长期坚持用药。

每天什么时候服用阿司匹林

阿司匹林一天任何时间服用都可以。如果应用的是普通阿司匹林片，建议饭后服用，以减少胃部不良反应；如果应用的是肠溶片，则必须是餐前1小时，即空腹状态下服用。

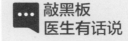

敲黑板
医生有话说

如何看待"阿司匹林抵抗"

近年来，"阿司匹林抵抗"被炒得热。它是指一些一直坚持服用阿司匹林的患者发生了脑卒中或心肌梗死。这种现象引起了学术界的关注和研究兴趣，但至今很难界定哪些患者存在"抵抗"。现有的研究性检测指标与患者临床实际情况不一致。不少学者认为，与其称这种现象为"抵抗"，不如称之为"无效"，不可因为这一不能明确界定的现象导致需要用阿司匹林的心血管高危患者对使用阿司匹林产生怀疑和延迟用药。

吃降压药的同时也要吃降脂药吗

高血压患者除了控制血压外，还应该控制血脂，所以血脂增高的高血压患者还应该在服用降压药的同时服用降脂药。因为同时服用降压药和降脂药可以使心脑血管疾病的风险大大降低。

若血压降低10%，总胆固醇降低10%，则心脑血管疾病的风险降低30%，这里有个"1+1>2"的效果。

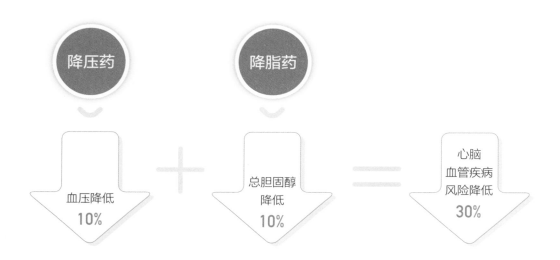

服用降压药的同时还要改变不良的生活方式

高血压药物治疗的同时，必须改变不良的生活方式。有的人以为已经吃了降压药，控制血压就有了保障，对改变不良的生活方式就不在意了，酒照样喝，烟照样抽，大吃大喝照旧，运动也不坚持了。这样的患者血压不可能得到有效控制，因为在多种高血压的危险因素都存在的情况下，仅靠降压药降低血压是办不到的。只有改变不良的生活方式，为控制血压创造有利条件，再加上降压药的作用，血压的控制才会理想。如果不改变不良的生活方式，特别是体重持续增加者，甚至会成为假性的难治性高血压。

高血压患者的个体化用药方法

导致高血压的原因多种多样，高血压引起的靶器官损害也存在明显的个体差异，因此，降压药的选用应个体化，因人而异。考虑降压药的不良反应，尽量取其治疗的效果而避其不良反应，根据患者的年龄、有无并发症等进行综合考量。

1. 对较为年轻的正常或肾素高患者，β 受体拮抗剂和血管紧张素转化酶抑制剂效应比较好，而对老年人和肾素低者，利尿药或钙通道阻滞剂可作为首选药。

2. ①合并心脏病的高血压患者，应接受 β 受体拮抗剂和血管紧张素转化酶抑制剂治疗。②左心室肥大患者，血管紧张素转化酶抑制剂或血管紧张素 II 受体拮抗剂为首选，可联合钙通道阻滞剂或利尿药。③对稳定型心绞痛患者，选 β 受体拮抗剂、长效钙通道阻滞剂或血管紧张素转化酶抑制剂降压优于其他降压药。④心力衰竭患者，选利尿药、血管紧张素转化酶抑制剂或血管紧张素 II 受体拮抗剂和 β 受体拮抗剂优于其他降压药。

3. 血脂异常时，可选血管紧张素转化酶抑制剂、血管紧张素 II 受体拮抗剂、钙通道阻滞剂，避免首选利尿药和 β 受体拮抗剂。

4. 蛋白尿患者，血管紧张素转化酶抑制剂、血管紧张素 II 受体拮抗剂优于其他降压药，可联合钙通道阻滞剂或小剂量利尿药。

怎样联合用药更适合高血压患者

1. 利尿药与其他降压药联合应用，可增强降压效果，减轻不良反应。如利尿药与血管紧张素转化酶抑制剂合用，可明显增强降压作用，还可以减轻由利尿药引起的低血钾。

2. 长效钙通道阻滞剂与血管紧张素转化酶抑制剂或血管紧张素 II 受体拮抗剂合用，可通过不同的作用环节增强降压作用。

3. 钙通道阻滞剂与 β 受体拮抗剂合用，可减少或是消除钙通道阻滞剂引起的反射性心率加快的不良反应。

降压药不宜与哪些常用药合用

研究发现，以下常用药与降压药合用，会影响降压效果。

1. 消炎止痛药（布洛芬、吲哚美辛、双氯芬酸等）与血管紧张素转化酶抑制剂（卡托普利、贝那普利）、利尿药（吲达帕胺等）合用时会降低降压效果。

2. 服用抗结核药物利福平时，会影响钙通道阻滞剂的降压效果。

3. 患有抑郁症者服用三环类抗抑郁药多塞平，会抑制降压药利血平、可乐定的降压疗效。

4. 抗心律失常药物，如奎尼丁、美西律等会减慢心率，而 β 受体拮抗剂美托洛尔和非双氢吡啶类钙通道阻滞剂地尔硫䓬等也都会对心脏传导有抑制作用，故不宜合用。

5. 患有帕金森综合征者治疗时需要服用左旋多巴，如与利血平和含有利血平的复方降压片合用，会影响降压效果。

血压骤升时，如何用药

以往，紧急降压一般都是静脉注射硫酸镁或利血平，但这种方法不适合家庭使用，而且效果也并不是十分理想。有许多快速型降压药（如心痛定、卡托普利、尼群地平等）起效快、作用强、服用方便，只需舌下含化便能起到快速降压效果。例如，舌下含服 10 毫克心痛定，在 2 小时内收缩压可下降 40mmHg，舒张压可下降 15mmHg。因此，如果发现高血压患者的血压突然升高，可选用这些药物应急，待消除引起血压突然升高的原因，血压恢复到原来的水平时，再按原有治疗方案用药。不过舌下含服心痛定有诱发心肌梗死的潜在风险，这点需要引起注意，需提前取得医生的指导。

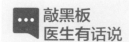
敲黑板
医生有话说

高血压患者联合用药，要考虑哪些

联合用药方案的制定和具体药物的选择应该根据患者的个体特点和危险分层，包括伴随的危险因素、血压水平、血压升高机制、靶器官的损害状态、合并症、降压药本身的性能、患者对具体药物的耐受情况以及经济状况等因素来综合考虑。

血压控制效果不好，要学会找原因

大多数患者经医生合理选择降压药并正确服用后，血压能够控制在正常范围。但有少数患者，即使接受最大剂量的联合药物治疗，血压也难以控制在正常范围之内。还有些患者每日测量血压值忽高忽低、波动大，这是怎么回事呢？

出现这些情况，一定不要急躁，要及时将情况反映给医生，并协助医生针对具体情况做出相应调整，改善治疗效果。千万不要自己随便换药、加药或突然停药。

典型案例

有一位高血压患者，人缘很好，一听说他患有高血压，身边许多朋友都热心地给他推荐降压药。这些药都是身边人服用过且效果比较好的。于是他就从这些推荐中选了一种提及率最高的药服用。

吃了一段时间，他发现血压还是没降下去。他性子又比较急，恨不得马上就将血压降下来，眼看快一周了，血压还没降到正常水平，他就开始频繁更换药物。就这样换来换去，血压反而更不稳定了。

高血压病因复杂，每个人对药物的反应性、适应性和耐受力又各不相同，各种降压药的性能也各异，所以不能单纯依靠别人的经验服药，特别是每一味降压药效果都需要经过半个月以上的治疗观察评价时间，不能盲目地频繁换药，而是需要在医生指导下合理用药。

许多因素都可能影响高血压的治疗效果，请自己认真检查，在看病时将情况反映给医生。

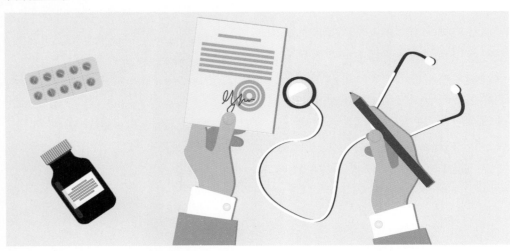

服药的同时，是否坚持健康的生活方式

比如，是否保持良好的心态，生活是否规律，饮食是否合理安排，是否坚持适量运动等。例如，有些患者一边口服降压药，一边高盐饮食，甚至每天食盐的用量达到 10 克以上，再加上熬夜，烟酒也不控制，这样血压控制效果自然不好。

是否按照医嘱服药

1. 是否按照医生的要求坚持每天按时服用降压药。是否随意增减药物剂量或者是否经常忘记服药（特别是年龄大的患者常会忘记服药或将药的用量弄错，特别是几种药同时服用时）。

2. 是否按照血压的波动规律安排服用降压药的时间。

3. 服用短效降压药时，服药的间隔时间是否合理。

●●● 敲黑板
医生有话说

血压突然升高，应立即去医院看急诊

血压突然升高，若超过 200/120mmHg，或仅收缩压 >200mmHg，或仅舒张压 >120mmHg，均提示情况危重、复杂，在家中无法处理，应立即去医院看急诊。

高血压患者看病当天要不要停服降压药

有些已经规范服用降压药的高血压患者，去医院看病或体检的当天会故意不服用降压药，误以为这样可以让医生更了解自己的病情，利于医生开处方。其实这种想法和做法是完全错误的。

对于确诊后进入服药期的高血压患者，医生所关心的病情内容已不再是未服药前的血压高低，而是目前服用的降压药的种类和剂量是否能将血压控制住，是否应该调整用药和怎样调整用药。临时停药就诊，医生无法判断药物的治疗效果，所以，去医院看病或体检的当天不要停服降压药。

自我管理生活起居——
高血压患者一天的护理要点

缓慢起床

高血压患者夜间或是早晨起来，不要急于起床，要先在床上躺一会儿，改变体位要缓慢，慢慢坐起，稍微活动上肢，再下床活动，使血压不会有大的波动。

适量运动

高血压患者不宜做剧烈运动，散步、快走、柔软体操等运动较为适合，有利于降血压。运动时间最好是太阳下山前后。

温水洗漱

过凉和过热的水都会刺激皮肤感受器，从而升高血压。高血压患者较适合用30～35℃的温水洗漱。

午餐适量

午餐应有荤有素，但不宜过于油腻、过咸，不可过饱，适量最好。

饮水一杯

晨起洗漱后最好能饮一杯白开水，如果有晨服的降压药就一同送服，有助于促进代谢，降低血液黏度。

晚餐宜少

晚餐宜吃清淡、易消化的食物，如面条、米粥、素馅包子、拌青菜等。

早餐营养

早餐建议一杯牛奶或豆浆，一个鸡蛋，两片面包或半个馒头，再配以蔬果。不能吃得过饱，更不能不吃早餐。

睡前泡脚

高血压患者要按时就寝，上床前用温水泡脚，然后按摩双足及下肢，这样可以促进血液循环，有助于改善睡眠。

PART 7

三级预防：
得了合并症，
牢控血压防意外

高血压合并糖尿病

高血压、糖尿病经常如影随形，不但使心脑血管的损害雪上加霜，而且容易伤害肾、眼等器官。高血压合并糖尿病的患者，除了坚持合理的药物治疗外，还应配合合理、科学的饮食和生活护理。

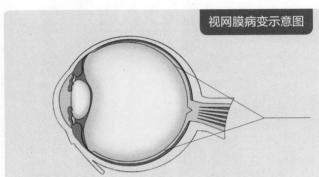

视网膜病变示意图

由于患者血液成分的改变，会引起血管内皮细胞功能异常，使视网膜受损

自我管理方案

家庭管理

做好血压和血糖的监测

对于高血压合并糖尿病的患者来说，做好血压和血糖的监测至关重要。患者和家属应熟练掌握家庭测量血压和血糖的方法，严密观察病情变化。

重点观察体征及表现

观察患者的血压、心率、尿量、精神、皮肤的变化。注意保暖、防止感染。患者如果出现精神萎靡、困倦、乏力、多尿等症状时，应及时咨询医生。

做好皮肤护理，避免足部破损

糖尿病患者要做好皮肤护理，避免刺伤或抓伤。清洗时宜选择刺激性小的沐浴液。穿松紧合适的鞋袜，注意保护足部。

整理中

补充膳食纤维和钙

膳食纤维具有调节糖和脂代谢的作用，还能促进钠的排出。很多蔬果和全谷物食物都富含膳食纤维。人体摄入充分的钙，能增加尿钠排泄，减轻钠对血压的不利影响，有利于降血压。补钙可选用鱼肉、低脂牛奶、大豆及其制品。

主食要精中有粗，添加薯类

馒头、面包等属于精制碳水化合物食物，进入人体后可迅速升高血糖，长期食用对血糖调控不利，还会引发肥胖。因此，高血压合并糖尿病患者应多以粗粮和豆类为主食，注意粗细搭配，如在熬大米粥时加小米、黑米、高粱、豆类等，同时适当增加薯类，如红薯、山药、土豆等。需要注意的是，薯类宜采取蒸、烤、煮的方式，不宜煎炸，以免摄入过多油脂。

多选用低 GI 和低 GL 的食物

糖尿病患者在配餐时，建议多选用低 GI 和低 GL 的食物。
GI 在 55 以下的食物是低血糖生成指数食物。
GL ≥ 20 为高食物血糖负荷饮食，表示对血糖影响很大。
10 ≤ GL ≤ 19 为中食物血糖负荷饮食，表示对血糖影响不大。
GL < 10 为低食物血糖负荷饮食，表示对血糖影响小。

常见食物 GI 与 GL 表

食物	GI	GL
大米饭	83	17
面条（小麦粉）	88	18
脱脂酸奶	32	5
鸡蛋	30	1
猪瘦肉	45	1
牛瘦肉	45	0
鱼	40	2
苹果	36	9
柚子	25	6
菠菜	25	2
黄瓜	23	4
番茄	30	6

数据来源：《中国食物成分表标准版（第 6 版）》。

水果可以吃，每日不超过 150 克

水果含有大量的维生素、膳食纤维和矿物质，这些对高血压合并糖尿病患者是有利的，所以在血糖控制较好的前提下可适当吃水果。但要选糖分低的水果，比如木瓜、柚子、梨等，而且要控制摄入量。血糖控制稳定的高血压合并糖尿病患者每天可以吃 100～150 克水果，且最好在两餐之间作为加餐吃。

办公室小运动，调脂降压又控糖

办公室一族可在工作间隙起身活动活动，或坐在办公椅上做一些简单的小运动。这样不仅能够缓解疲劳，还能防止久坐造成脂肪堆积，导致血液循环不畅、代谢功能失调，对调脂降压控糖都有较好的效果。

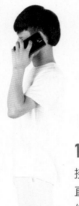

1

接打电话的时候站直。在接打电话的时候，不妨起身站立，脊背挺直，臀部用力，踮起脚尖。

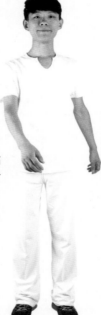

2

没事的时候甩甩手。身体要站直，两脚稍微分开，与肩同宽。双脚脚趾向下用力，牢牢抓住地面。同时收紧肛门并上提，两臂伸直同方向向后摆动，这个过程要用些力气，然后根据惯性自然摆动。眼睛平视前方，去除心中杂念，每次练5～10分钟。

每天改善一点点

长期坚持"两高、四低、一平"饮食

"两高、四低、一平"是由世界卫生组织倡导的饮食法。要求科学计算饮食中各种营养成分的含量，做到饮食均衡，提倡多吃蔬菜，少吃碳水化合物类和脂肪类食物，最终使血糖、血压达到或接近正常水平。

目标	执行计划
两高	高复合碳水化合物（如全谷类、豆类、蔬菜）、高膳食纤维
四低	低糖、低盐、低脂、低热量
一平	中等蛋白质

特效食谱

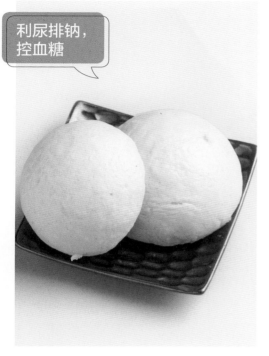

利尿排钠，
控血糖

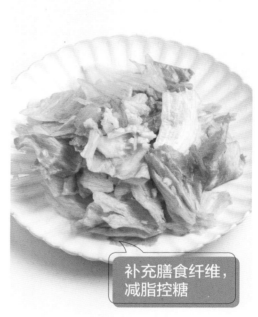

补充膳食纤维，
减脂控糖

杂粮馒头

材料／小米面 150 克，黄豆面 50 克，
面粉 80 克，酵母 5 克。

做法

1 将酵母用温水化开并调匀；小米面、
黄豆面、面粉倒入容器中，慢慢加酵
母水和适量清水搅拌均匀，揉成表面
光滑的面团，醒发 40 分钟。

2 将醒发好的面团搓粗条，切成大小均
匀的面剂子，逐个团成圆形，制成馒
头生坯，送入烧开的蒸锅蒸 20 分钟
即可。

凉拌生菜

材料／圆生菜 300 克。

调料／葱花、蒜蓉各 5 克，盐、香油各
2 克。

做法

1 圆生菜洗净，沥干水分，撕成片。

2 将洗好的生菜放入大碗中，加入盐、
蒜蓉、葱花、香油拌匀即可。

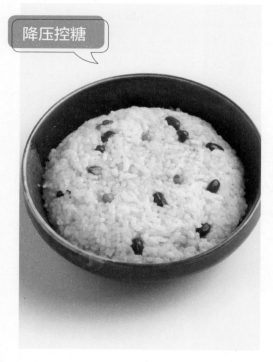

降压控糖

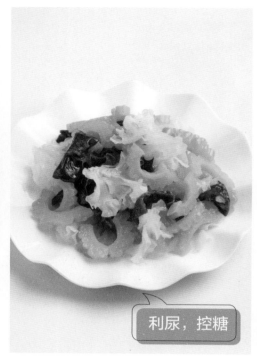

利尿，控糖

杂粮饭

材料／大米、糙米、小米、红豆、绿豆
　　　各40克。

做法

1 大米、小米分别洗净，大米用水浸泡
　30分钟；糙米洗净，用水浸泡2小时；
　红豆、绿豆混合洗净，用清水浸泡5
　小时。

2 将泡好的大米、小米、糙米、红豆、
　绿豆倒入电饭锅中，加适量水，按下
　"蒸饭"键，蒸至电饭锅提示米饭蒸
　好即可。

双耳炝苦瓜

材料／苦瓜150克，水发木耳、水发银
　　　耳各100克。

调料／盐2克。

做法

1 水发银耳和水发木耳洗净，撕小朵，
　入沸水中焯透，捞出；苦瓜洗净，去
　蒂除子，切片，焯烫后过凉。

2 取盘，放入木耳、银耳和苦瓜片，加
　盐拌匀。

3 炒锅置火上，倒入适量植物油，待油
　烧至七成热，关火，将油淋在装好盘
　的食材上，拌匀即可。

高血压合并血脂异常

血脂就是血液中所有脂类物质的总称，包括胆固醇、脂肪（甘油三酯）、磷脂及游离脂肪酸等。高血压病与血脂异常密切相关，因此人们称其为一对"难兄难弟"。高血压合并血脂异常更容易导致动脉粥样硬化斑块的形成。

血脂与血压的相互作用

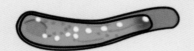

血管壁压力大，血管壁内膜受损，胆固醇颗粒更易沉积于血管内膜下

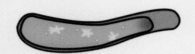

血管压力大促使自由基增多，加速内膜下胆固醇氧化，在血管壁内形成斑块

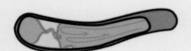

血管壁脂质越积越多，斑块越来越大，管腔越来越狭窄，高血压又会促使斑块破裂，形成血栓

自我管理方案

家庭管理

戒烟戒酒

吸烟会引起或加重血脂异常。研究发现，吸烟者的血清高密度胆蛋白胆固醇（俗称好胆固醇）明显降低。因此，高血压合并血脂异常者必须戒烟。
饮酒会促进胆固醇和甘油三酯等血脂指标升高，加速动脉粥样硬化，因此要戒酒。

适当参加文体活动，保持良好心态

适当参加体育活动和文娱活动，有助于保持良好心态，避免精神紧张。情绪过分激动、焦虑或抑郁等不良精神和心理因素会对脂代谢造成不良影响。

选择富含多不饱和脂肪酸的食物

多不饱和脂肪酸能够降低血液中低密度脂蛋白胆固醇（坏胆固醇）和甘油三酯的水平。

烹调用油宜选用植物油，如山茶油、橄榄油富含多不饱和脂肪酸，每日用油量控制在 25 克以下，避免油炸、油煎、重油的食物。

晚餐要吃七成饱

晚餐要少吃，以七成饱为宜。饮食过饱易引起消化不良，使膈肌上移，影响心肺的正常功能和活动。

减少动物性脂肪的摄入

动物性脂肪富含饱和脂肪酸、胆固醇，过量摄入会加剧动脉粥样硬化，所以高血压合并血脂异常患者应减少饱和脂肪酸的摄入，如猪油、肥羊、肥牛、肥鸭等要少吃。而鱼类含有丰富的蛋白质，脂肪含量不高，可以常吃。

控制反式脂肪酸的摄入

反式脂肪酸被称为"恶魔脂肪"，因其很难被人体代谢，会加速动脉粥样硬化，增加心脑血管病等的风险。

日常饮食中，尽量选择不含反式脂肪酸的食品，当食品配料表中出现"氢化油""起酥油""植物黄油""酥皮油"等字眼时要尤其当心。

植物油在长时间高温加热过程中（如煎、炸时），可产生大量反式脂肪酸，因此烹调时尽量避免反复煎炸。

血脂的益友：茶

喝茶可抑制脂质吸收，降低人体血液中的低密度脂蛋白胆固醇和甘油三酯。

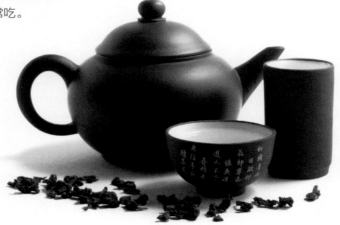

爬爬楼梯：调血脂、控血压

爬楼梯可以促进血压循环，保持心血管健康，还有助于降脂减肥。适当爬楼梯，可以达到减少脂肪堆积的目的，有助于控血压。

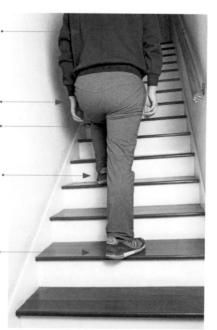

身体向上推动，保持颈部挺直

手中不要拿重物

膝盖弯曲不要超过 90 度

步伐要轻，脚要完全踏在台阶上

隔阶大步爬楼梯，使大腿、小腿的肌肉更加紧实

1 爬楼梯的时间与次数
爬楼梯的时间宜控制在 10 ~ 15 分钟，每日 1~2 次即可。
最佳时间应选择在每日早饭前、上午 9 ~ 10 时、下午 4 ~ 5 时。

2 爬楼梯运动量适宜的标准
感到周身发热、微微发汗，以不感到吃力、紧张为好。

3 爬楼梯注意事项
不要爬得太高，依患者的个体情况而定。每爬 1~2 层，可在楼梯拐弯处略停片刻。老年人爬楼梯时动作要慢，站稳后再往上迈步。

每天改善一点点

制订减重计划，控制体重

　　高血压合并血脂异常者更应该时刻关注自己的体重，避免肥胖。肥胖的人不单是总胆固醇水平较高，而且低密度脂蛋白胆固醇水平也较高，高密度脂蛋白胆固醇水平较体重正常者低，对健康危害更大。因此，高血压合并血脂异常者有必要给自己制订一个减重计划。

目标	执行计划
加强运动量	1. 每天至少走 6000 步 2. 每隔一天慢跑 15~20 分钟
减少脂肪摄取量	1. 三餐注重荤素搭配，多吃蔬菜，肉类首选"白肉" 2. 饭前适量吃些水果

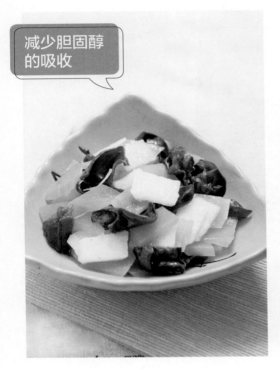

减少胆固醇
的吸收

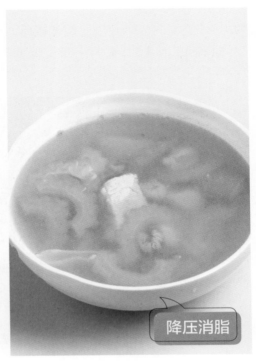

降压消脂

山药木耳炒莴笋

材料╱莴笋 300 克，山药、水发木耳各
　　　50 克。

调料╱醋 5 克，葱丝、白糖、盐各 2 克。

做法

1　莴笋去叶、去皮，切片；水发木耳洗
　　净，撕小朵；山药洗净，去皮，切片；
　　山药片和木耳分别焯烫，捞出。

2　锅内倒油烧热，爆香葱丝，放入莴笋
　　片、木耳、山药片炒熟，放盐、白糖、
　　醋调味即可。

苦瓜菊花瘦肉汤

材料╱猪瘦肉 200 克，苦瓜 250 克，菊
　　　花 10 克。

调料╱葱段、姜片、盐各适量。

做法

1　猪瘦肉洗净，焯水，切块；苦瓜洗净，
　　去子，切片；菊花洗净，浸泡 5 分钟。

2　锅中倒入适量清水，烧沸后放入瘦肉
　　块、苦瓜片、菊花、葱段、姜片，慢
　　炖 1 小时，出锅前调入盐即可。

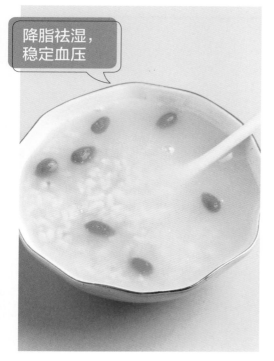

降脂祛湿，稳定血压

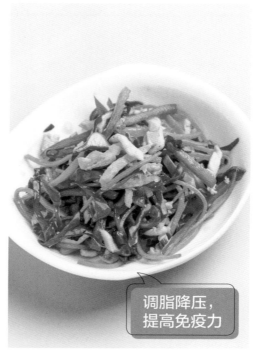

调脂降压，提高免疫力

薏米枸杞粥

材料／薏米50克，糯米80克，枸杞子10克。

做法

1 薏米、糯米分别淘洗干净，用清水浸泡3小时；枸杞子洗净。

2 锅置火上，倒入适量清水烧开，下入薏米、糯米，大火烧开后转小火煮至米粒九成熟，放入枸杞子煮至米粒熟透即可。

紫甘蓝鸡丝

材料／紫甘蓝300克，柿子椒、胡萝卜、鸡胸肉各100克。

调料／葱花5克，盐2克，香油少许。

做法

1 紫甘蓝洗净，切丝；胡萝卜去皮，洗净，切丝；柿子椒洗净，去蒂除子，切丝；鸡胸肉洗净，切丝。

2 锅置火上，倒入油烧热，放葱花炒香，放入鸡丝和胡萝卜丝煸熟，下入紫甘蓝丝和柿子椒丝翻炒1分钟，用盐、香油调味即可。

高血压合并痛风

高尿酸血症会引发痛风，而高血压患者是高尿酸血症的高发人群。所以高血压患者如果发现尿酸轻度升高，一定要重视，通过调整饮食来减少嘌呤的摄入量，使尿酸降低；而尿酸中度升高的高血压患者则需要控制饮食和采取药物治疗。

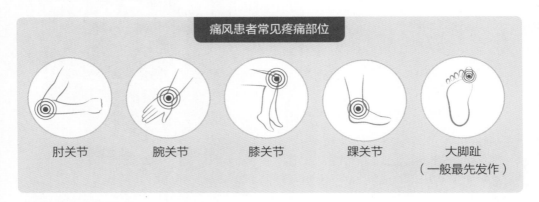

痛风患者常见疼痛部位

| 肘关节 | 腕关节 | 膝关节 | 踝关节 | 大脚趾（一般最先发作） |

自我管理方案

家庭管理

戒烟限酒

烟酒对高血压和痛风均不利，患者应戒烟限酒。

使用降压药时，要考虑对尿酸代谢的影响

有的降压药对尿酸代谢可产生不良影响，会加重痛风症状，如氢氯噻嗪等利尿药。

要注意防寒保暖

在痛风发作的所有诱因中，有一个最容易被忽视，那就是受寒。很多老年人痛风发作却误以为是自己的老寒腿犯了，根本没往痛风上想。

由于关节处的皮肤较薄，而且经常会裸露在外，所以受外界温度的影响比较大。当温度骤然下降，尤其是湿度较大、湿冷侵袭的时候，很容易引起痛风发作。所以，对于高血压合并痛风患者来说，必须注意防寒保暖。

亲近低嘌呤，适量中嘌呤，远离高嘌呤

按食物嘌呤含量的高低，通常把食物分为高嘌呤、中嘌呤、低嘌呤三类。
高血压合并痛风患者的饮食总原则是低嘌呤食物可以放心食用，中嘌呤食物适量食用，高嘌呤食物避免食用。

低嘌呤类	中嘌呤类	高嘌呤类
每100克食物含嘌呤25毫克以下（小米、玉米、土豆、白菜、苦瓜、黄瓜、茄子、南瓜、番茄、苹果、西瓜、鸭蛋等）	每100克食物含嘌呤25~150毫克（牛肉、鸡肉、草鱼、鲫鱼、海带、油菜、豌豆、金针菇、豆腐等）	每100克食物含嘌呤150毫克以上（猪肝、干贝、鱼干、干香菇等）

虽然高血压合并痛风患者应以低嘌呤饮食为主，但要注意，长期过度低嘌呤饮食会导致营养不良（通常素食嘌呤含量较低），因此要适量吃些中嘌呤食物。处于痛风缓解期的患者可从中嘌呤食物中选用一份动物性食物和一份蔬菜，但动物性食物食用量不宜过多。并且要多饮水，特别是偏碱性的水更有利于尿酸的排出。

首选凉拌菜和蒸煮菜

高血压合并痛风患者的饮食建议多采用凉拌、清蒸、水煮等烹饪方法。
蔬菜中含有丰富的膳食纤维和维生素C，有助于调节体内尿酸水平。烹调方式应尽量用凉拌，不要放太多油盐。鱼以清蒸为好，因为烹调温度较低，能很好地保留鱼肉中的营养成分。肉类水煮后食用，既可以减嘌呤，又可减脂肪。水煮肉的特色在于保持菜的原味（这里的"水煮"和"水煮牛肉"中的"水煮"不是一个概念。这里的"水煮"是用白水直接煮制），同时煮肉时不要加入酱油，可以避免摄入过多盐分。肉类水煮后去汤，再加调味汁蘸食，或者夹在馒头、烧饼中食用。

家庭肌力练习，预防关节肌肉萎缩

对于高血压合并痛风患者来说，锻炼肌力能强壮骨骼和关节，预防后期的关节肌肉萎缩，故应坚持每周做 2~3 次家庭肌力练习。

第 1 组

站立，双脚稍微分开。双手持哑铃，双臂下垂。然后双手交替持哑铃做屈伸动作，一上一下。重复此动作 2 组，每组 15 次。主要练习肩部。

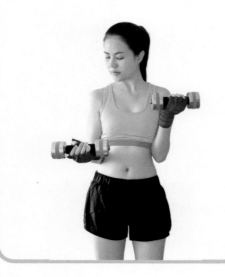

第 2 组

站立，手持哑铃，拳眼朝前，做提踵运动——脚后跟抬起、放下动作。练习时动作应舒展，动作节奏平稳，以中速进行为宜。重复提踵 25~75 次。主要练习腿踝部。

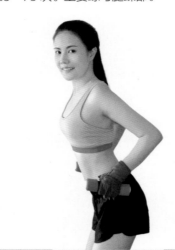

每天改善一点点

经常散步，减脂控压降尿酸

散步，是适合高血压合并痛风患者最便捷的有氧运动。散步时间最好选择傍晚，因为傍晚血压相对稳定。散步时最好从慢速步行开始，持续半小时为宜，等身体慢慢适应之后，再有计划地增加运动时间和步行速度。

| 普通 散步法 | 步速 60~90 步/分，每次 30~60 分钟。 |

| 快速 散步法 | 步速 80~100 步/分，每次 15~30 分钟。 |

特效食谱

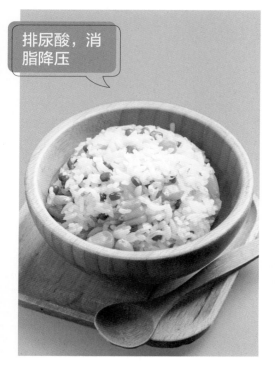

排尿酸，消脂降压

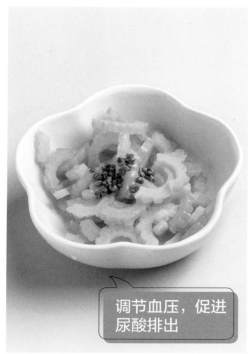

调节血压，促进尿酸排出

玉米绿豆饭

材料／绿豆、鲜玉米粒、大米各80克。

做法

1 绿豆洗净，提前浸泡一晚待用；鲜玉米粒、大米分别淘洗干净。

2 将上述材料一起放入电饭锅中，加入适量水，制成米饭即可。

凉拌苦瓜

材料／苦瓜400克。

调料／盐3克，香油5克，花椒少许。

做法

1 苦瓜洗净，去子，切片，焯熟，沥干。

2 锅置火上，放油烧热，放入花椒爆香，将烧好的花椒油淋在苦瓜上，加盐、香油拌匀即可。

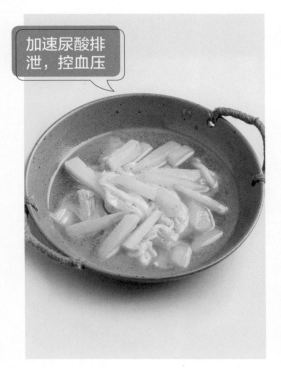

加速尿酸排泄，控血压

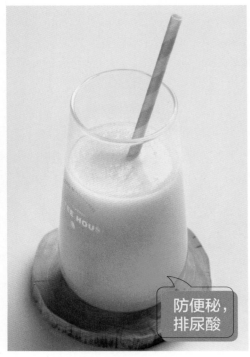

防便秘，排尿酸

土豆白菜汤

材料／白菜叶 300 克，土豆 250 克。

调料／葱段少许，盐、香油各 2 克。

做法

1 土豆去皮，切条，洗净沥干；白菜叶洗净，撕成片。

2 锅中放油烧热，下入葱段煸炒片刻，放入土豆条煸炒，添加适量开水，大火烧开后加入白菜叶，煮至白菜软烂，加入盐、香油调味即可。

洋葱芹菜菠萝汁

材料／芹菜、菠萝各 150 克，洋葱 30 克。

调料／蜂蜜适量。

做法

1 菠萝、洋葱分别洗净、去皮、切丁；芹菜洗净，切段。

2 将备好的材料放入榨汁机中，加少量清水和适量蜂蜜，搅打均匀即可。

高血压合并冠心病

高血压是诱发冠心病的重要危险因素，高血压患者中有相当一部分人同时患有冠心病。合并冠心病的高血压患者的血压不能过度降低，心脏不同于其他组织和脏器，心脏自身供血主要靠舒张期提供，因此，原则上舒张压不宜低于70mmHg。高血压和冠心病的发生、发展与饮食、生活方式等密切相关，合理的饮食习惯、健康的生活方式在高血压合并冠心病的防治中有重要意义。

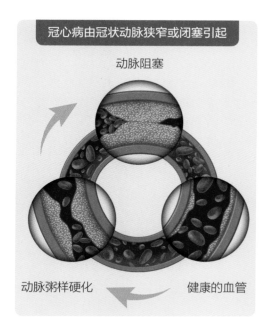

冠心病由冠状动脉狭窄或闭塞引起

动脉阻塞

动脉粥样硬化

健康的血管

自我管理方案

家庭管理

合理调整休息和睡眠

高血压合并冠心病患者宜适当休息，尤其是工作过度紧张者；血压较高，症状明显，或伴有心绞痛者应充分休息；通过治疗，血压稳定在一般水平、无明显心绞痛者，除保证充足的睡眠外，可适当做康复活动。

减轻心理压力

要尽量避免各种可能导致患者精神紧张的因素，尽可能减轻患者的心理压力。

预防心绞痛的发作

控血压、降血脂，积极治疗一切能引起心绞痛发作的诱因。如患者近期频繁发生心绞痛要及时就诊，同时，应减少原有的身体活动量或处于休息状态；为预防发作，可规律服用硝酸酯类制剂。

每天摄入胆固醇 < 300 毫克

饮食中应控制胆固醇的量。每天胆固醇的摄入量应少于 300 毫克，动物的心、脑、肝、肾等富含胆固醇，要少吃或不吃。

应常吃海带、紫菜等海藻类食物，海藻中的植物固醇有降血脂的功效，有助于降胆固醇。

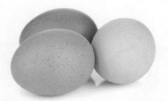

1 个鸡蛋大约含 250 毫克胆固醇，高血压合并冠心病者应控制鸡蛋的摄入量，每周控制在 3~4 个

适度吃豆制品

大豆含有丰富的卵磷脂、钙，有助于调血脂、稳血压。

选富含油酸的植物油，富含多不饱和脂肪酸的海鱼

如果经济条件允许，烹调用油可以选择橄榄油、山茶油等含油酸高的油，有利于调血脂。

海鱼富含多不饱和脂肪酸，能够促进脂代谢，降低血清胆固醇水平，还能防止冠状动脉痉挛和动脉粥样硬化。常见的海鱼有带鱼、金枪鱼、鳕鱼等，建议每周吃 1~2 次。

多吃富含钾和维生素 C 的蔬果

钾能排出体内多余的钠盐，从而防止血压升高。维生素 C 能促进胆固醇生成胆汁酸，从而降低血胆固醇，保护血管。高血压合并冠心病者可多选择土豆、西蓝花、香蕉、番茄等富含钾和维生素 C 的蔬果。

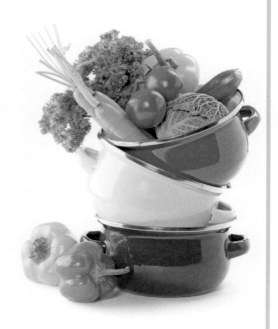

饮食宜清淡，限制脂肪的摄入

每日盐的摄入量应在 5 克以下，少吃或不吃肥肉、肥鸡等高脂食物，以及黄油、猪油等动物脂肪。每日烹调用油应选用植物油，且不超过 25 克。

早晨做牵拉能够缓解肌肉紧张，睡前适当牵拉能促进睡眠。牵拉还能使情绪稳定，促进血液循环，养护心脏，平稳血压。

腿部牵拉

仰卧，弯曲双下肢，脚部着地，抬起一条腿。用双手抓住抬起的小腿，继续抬高下肢，尽量拉直、松开，再拉直、再松开。然后换另一条腿重复此动作。

背部下端牵拉

仰卧，抱双膝于胸前，用上肢紧抱膝部。在将膝部抱向胸部时，用力将背部下端紧贴地面。松开上肢，放下双腿。重复操作 5~10 次。

每天改善一点点

护腿就是护心脏

静脉回流主要靠小腿肌肉收缩。因此，步行特别是快走，有利于静脉血液回流和减轻下肢浮肿。把小腿照顾好，就相当于在身体下部加了一个"泵"，可助心脏一臂之力。

踮脚尖走路	强健腿部肌肉。
冬天用热水泡腿和脚	促进腿部血液循环。
走路疲劳时，按摩腿部肌肉	放松腿部神经和肌肉。

特效食谱

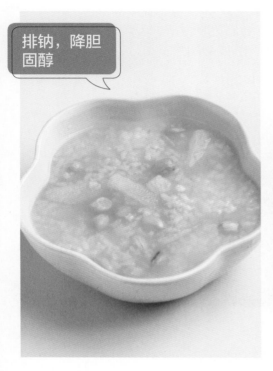

排钠，降胆固醇

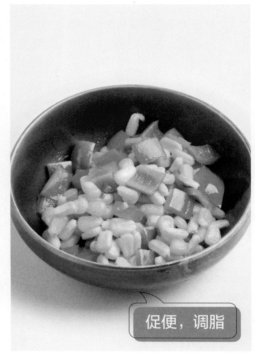

促便，调脂

花生雪梨粥

材料╱大米、雪梨各150克，花生米30克。

做法

1 大米淘洗干净，浸泡30分钟；雪梨洗净，去皮除核，切条；花生米去杂，洗净。

2 将大米倒入锅中，加水、花生米煮至米烂粥稠，出锅前加梨条稍煮即可。

彩椒炒玉米

材料╱玉米粒300克，柿子椒、红彩椒各100克。

调料╱葱花、盐各3克。

做法

1 玉米粒洗净；柿子椒、红彩椒洗净，去蒂除子，切丁。

2 锅置火上，倒入植物油烧热，待油烧至七成热，放葱花炒香，倒入玉米粒翻炒均匀，淋入适量清水烧至玉米粒熟透。

3 放入柿子椒丁、红彩椒丁翻炒均匀，用盐调味即可。

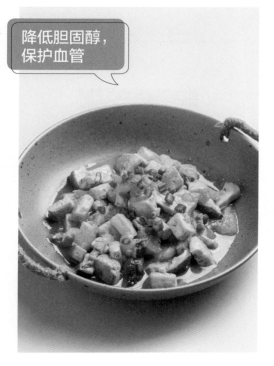

降低胆固醇，
保护血管

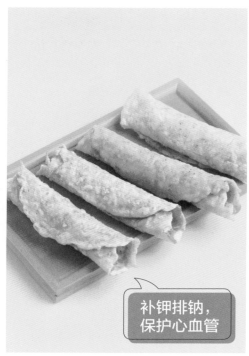

补钾排钠，
保护心血管

番茄烧豆腐

材料／豆腐 400 克，番茄 200 克。

调料／葱花 5 克，生抽 2 克，盐 1 克。

做法

1 番茄洗净，去蒂，切块；豆腐洗净，切块。

2 炒锅置火上，倒油烧热，放入豆腐块略炒，倒入番茄块，调入生抽略炒，然后盖锅盖焖煮 5 分钟，最后加盐、葱花炒匀即可。

燕麦香蕉卷饼

材料／香蕉 3 根，面粉 150 克，原味燕麦片 100 克，杏仁粉 5 克，去核红枣 30 克。

调料／盐 2 克。

做法

1 香蕉去皮，切碎。

2 将燕麦片、杏仁粉、面粉、盐混合均匀，加入香蕉碎和适量水搅拌成面糊。

3 将面糊分成若干小份，在平底锅中倒入面糊，小火煎熟即为饼皮。

4 将红枣放入料理机中，加适量水打成泥，将红枣泥均匀涂在饼皮上，卷起即可。

高血压合并脑卒中

脑卒中俗称中风，又称脑血管意外，是由高血压和动脉粥样硬化引起脑血管损害的一种疾病。高血压是脑卒中最重要的危险因素，血压升高，长时间得不到控制，就会导致脑动脉硬化，使管壁增厚、变硬、变脆，血管内膜下斑块形成，管腔变窄或闭塞，引发脑卒中。反过来脑卒中又是高血压患者致残、致死的主要原因，严重威胁患者的生命。

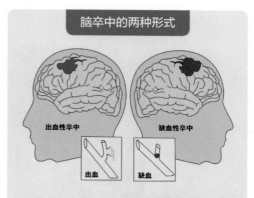

脑卒中的两种形式

出血性卒中　　　缺血性卒中

出血　　　缺血

脑卒中包括缺血性卒中和出血性卒中。缺血性卒中的发病率高于出血性卒中，占脑卒中总数的 60%～70%

自我管理方案

家庭
管理

积极控制高血压

血压的波动会促使脑血管破裂出血，因此，高血压患者应坚持药物治疗，按医嘱长期服药，即使血压降至正常仍要坚持服用降压药，以将血压长期稳定在正常范围内，切忌随意停药、换药。

解决便秘很重要

便秘时用力排便，腹压会使血压急速上升，停止用力时血压就会下降。年纪大的人无法很好地掌握用力，在血压骤升骤降时很容易引发脑卒中，因此避免便秘非常重要。

谨防清晨脑卒中

清晨是脑卒中的高发时段，受生物钟和内分泌激素的影响，人的血压和心率具有明显的昼夜波动性。人夜间入睡后，血压和心率会略有下降，但部分高血压患者清晨醒来时出现血压大幅快速上升，甚至出现晨峰高血压，因此在清晨易发生脑卒中。

限制脂肪和胆固醇的摄入

猪油、牛油、奶油等动物脂肪和蛋黄、鱼子、动物内脏、肥肉等胆固醇含量高的食物，高血压患者要限量摄入，这些食物会加重动脉粥样硬化，易诱发脑卒中。

补充优质蛋白质

适量食用含优质蛋白质的食物，有助于维持血管弹性，预防脑卒中的发生。高血压合并脑卒中患者适合选择鱼肉、去皮禽肉、奶制品、大豆及其制品补充优质蛋白质。

控制总热量

控制总热量的摄入，保持适宜体重。碳水化合物是热量的主要来源，每天碳水化合物的摄入量应占总热量的50%~65%。尽量减少精加工谷物，如大米、面粉等，应当选择全谷物、粗杂粮，可用土豆、玉米等代替部分主食。

保证足量膳食纤维，预防便秘

膳食纤维有助于促进肠蠕动、预防便秘，减轻高血压合并脑卒中患者用力排便导致意外。在营养均衡的前提下，多摄入绿叶菜、全谷类食品、菌藻类，适当摄入黑芝麻、核桃等坚果，以及猕猴桃、西梅等水果，有助于控血压、促排便。

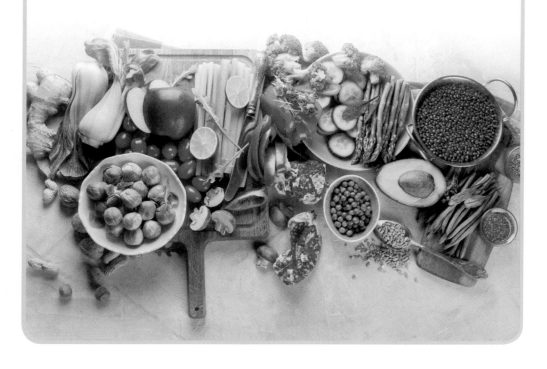

常做降压小动作，预防脑梗死

以下三个小动作，常做可以促进血液循环，防止动脉粥样硬化，增强脑血管弹性，预防脑梗死。

耸肩

双肩上提，缓慢放松，反复进行5分钟，早晚各1次。

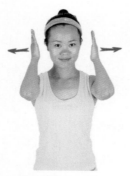

拍双耳

双手手掌距耳朵7~10厘米轻拍双耳，力量适中，每次100下，每天3次。

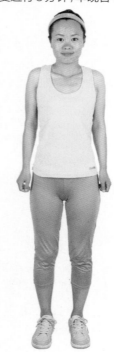

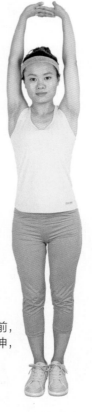

伸懒腰

双手交叉于腹前，自胸至头顶上伸，重复3~5次。

每天改善一点点

按摩头皮好处多

经常按摩头皮，对脑卒中伴有失眠心慌、肢体麻木、血压不稳者有较明显的改善作用。

具体方法：患者取坐位或卧位，双手按摩头皮，手法宜轻柔，每次5~10分钟。

特效食谱

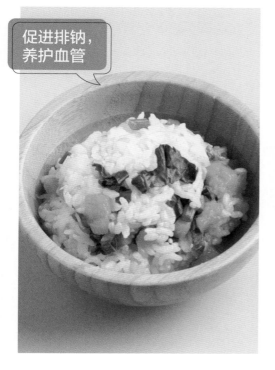

促进排钠，
养护血管

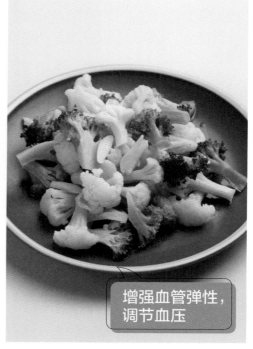

增强血管弹性，
调节血压

南瓜糙米饭

材料∕大米 100 克，糙米 60 克，南瓜
　　　150 克，菠菜 50 克。

做法

1　糙米提前浸泡一夜；大米洗净；南瓜
　　去皮、去瓤，切小块；菠菜洗净，入
　　水焯熟，凉凉后切碎。

2　将浸泡好的糙米和大米放入电饭锅，
　　按下"煮饭"键，待电饭锅内的水煮
　　开，打开盖，倒入南瓜块，搅拌一下，
　　继续煮至熟，将菠菜碎加入拌匀即可。

双色菜花

材料∕西蓝花、菜花各 200 克。
调料∕蒜片、盐各适量。

做法

1　西蓝花和菜花洗净，掰成小朵，放入
　　开水中焯水，捞出过凉备用。

2　锅中放油烧热，加蒜片爆香，放入焯
　　好的西蓝花和菜花，加盐，翻炒均匀
　　即可。

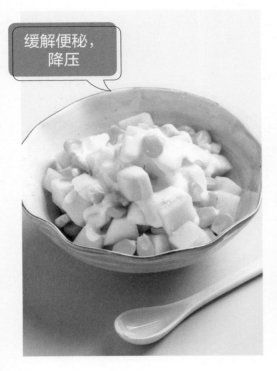

缓解便秘，降压

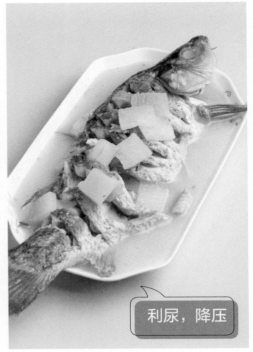

利尿，降压

玉米苹果沙拉

材料／苹果、熟玉米粒各200克，柠檬
　　　半个（约50克），酸奶50克。

调料／白胡椒粉适量。

做法

1 柠檬挤汁备用；苹果洗净，去皮除核，
　切丁，放入加有柠檬汁的冰水中浸泡
　3~5分钟，沥干备用。

2 将酸奶放入容器中，加苹果丁、熟玉
　米粒一起搅拌均匀，加白胡椒粉调味
　即可。

鲤鱼炖冬瓜

材料／净鲤鱼1条（约500克），冬瓜
　　　200克。

调料／姜片、葱段、醋、盐各适量。

做法

1 鲤鱼洗净，打花刀；冬瓜去皮、去瓤，
　洗净，切片。

2 锅内加油烧热，放入鲤鱼略煎，再放
　葱段、姜片，加水没过食材，大火煮
　沸后放醋和冬瓜片继续炖煮。

3 出锅前放入少许盐，转小火炖至入味
　即可。

PART 8

特殊高血压人群，
给自己特别的爱

老年高血压

目前，我国老年人（年龄 ≥ 65 岁）高血压患病率高达 53% 以上。研究表明，高血压是危害老年人生存和生活质量的重要因素，而积极治疗可明显降低脑卒中等重要心血管事件的发生。

老年高血压的特点

1. 血压波动大。老年人血压调节能力下降，容易发生体位性低血压（因为体位的改变导致血压的急剧降低，并伴有头晕、视物模糊、乏力、恶心等症状），所以老年人在降压治疗的初期应注意测量立位血压。

2. 收缩压高。老年人患高血压半数以上属于单纯收缩期高血压（收缩压 ≥ 140mmHg）。而发生冠心病、脑卒中和终末期肾病的危险以单纯收缩期高血压最大，其次是双期高血压（收缩压 / 舒张压 ≥ 140/90mmHg），最后才是单纯舒张期高血压（舒张压 ≥ 90mmHg）。

敲黑板 医生有话说

老年人收缩压高、舒张压不高更危险

多年高血压导致动脉硬化、收缩压增高明显，而且难以控制，药物强力控制收缩压的同时，舒张压可能出现过度降低，老年人又常常合并冠心病，舒张压过低可能导致心脏供血不足，诱发心绞痛和心肌梗死。所以，老年人降压治疗收缩压下降至 150mmHg 即可，舒张压原则上不低于 60mmHg。

3. 脉压差大。通常情况下，脉压差越大提示大动脉硬化程度越严重。有专家指出，脉压差和大动脉硬化度可作为老年高血压人群并发心血管疾病尤其是心肌梗死的预测因子。

4. 合并症多且严重。常见的合并症有糖尿病、血脂异常、冠心病、脑血管病、肾功能不全等。

老年高血压的自我管理

养成适当午睡的习惯

老年人适当午睡除了能养神外，还能辅助降血压。睡醒后不要立即起来，要先在床上坐一坐、缓一缓，再缓慢起床，以避免突然站立引起体位性低血压。

排便时取坐位更安全

老年人生理功能衰退，下肢肌力不足，久蹲容易发麻、疲乏。特别是血压调节功能减弱的老年高血压患者，血管的脆性增加，如果发生便秘，还要通过屏气使腹壁肌肉强烈收缩以增加腹部压力，一旦用力太大，腹腔内脏中的血液将被迫在短时间内上涌到心脏及脑部，会使血压骤然升高，容易发生心脑血管意外。

不同时间内多次测量血压

由于老年高血压患者血压波动大，应在不同时间内多次测量血压，从而准确地掌握血压的平均水平、变化规律，并做好记录，以利病情的观察。

一定要按照医生的要求服药

一些老年人对药物作用比较敏感，医生对剂量的掌握会更谨慎。因此，患者一定要按照医生的要求用药，不要因降压效果不好而自己随意更改用量，导致人为的血压过度波动。

随时观察药物治疗的反应

患者及家属要了解所服药物的主要不良作用，随时观察药物治疗的反应，及时将反应情况告诉医生，以便及时调整用药种类和剂量。

··· 敲黑板
医生有话说

家人应提醒老人按时服药

老年人记性不好，近期性遗忘更是老年人的特征，很容易出现漏服或是重服药物。特别是在联合用药，有多种疾病需服用多种药物的情况。家人应该提醒家里的老人按时服药，必要时可以列出服药表，写明药名、服用剂量和服药时间，贴在家中醒目的地方。也可以借助药盒帮助老年人实现规律用药。

老年人味觉下降，更要警惕隐形盐

随着年龄的增长，老年人的味觉功能渐渐下降，对食物味道的敏感性也下降了，会觉得清淡鲜美的食物淡而无味，以致不知不觉中放盐过多。

因此，建议老年人要多加警惕，防止在不经意的情况下摄入太多盐，尤其是隐形盐，如酱油、味精、鸡精、蚝油、豆瓣酱、辣酱、韭菜花、腐乳等高钠调料，以及面包、饼干、蛋糕、点心、冰激凌、奶酪等甜品中的隐形盐。

消化能力降低，每餐七成饱

老年人的消化功能不比年轻人，其肝脏与肠道功能随着年龄的增加逐渐下降，过饱易引起消化不良。同时，吃得过饱会使膈肌位置上移，影响心、肺的正常功能和活动，还容易诱发餐后低血压。另外，消化食物需要大量的血液集中到消化道，心、脑供血相对减少，易引发脑卒中。所以老年人应该少食多餐，避免出现暴饮暴食。

多吃一些富含维生素 C 的食物

蔬菜、水果富含维生素 C。维生素 C 有助于软化血管，防止胆固醇在动脉壁上沉积，有助于防治高血压。

以节奏较慢、强度较低的全身运动为主

对于老年高血压患者而言，以节奏较慢、强度较低的全身运动为主，例如打太极拳、遛狗、步行等。此外，用社区内的健身器材也是不错的选择，如扭腰器、拉伸器等。

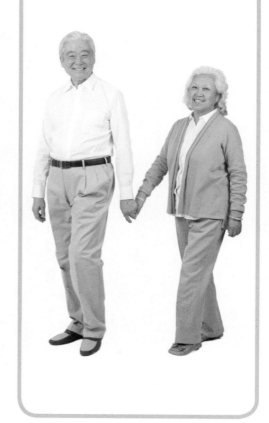

特效降压食谱

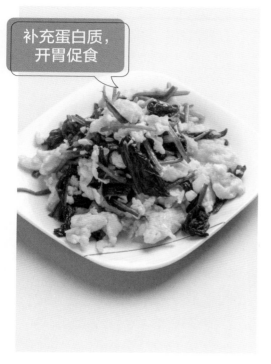

补充蛋白质，
开胃促食

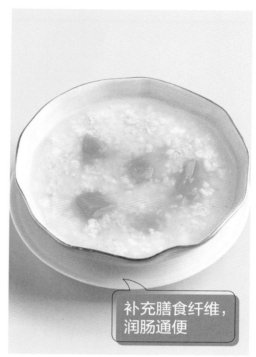

补充膳食纤维，
润肠通便

菠菜炒鸡蛋

材料╱菠菜 400 克，鸡蛋 2 个。

调料╱葱末、姜末、盐各 2 克。

做法

1 菠菜洗净，焯水，捞出沥干，切段；
  鸡蛋打成蛋液，炒成块后盛出。

2 油锅烧热，爆香葱末、姜末，放菠菜
  段略炒，倒入鸡蛋块，加盐，翻匀即可。

麦片南瓜粥

材料╱大米 100 克，原味燕麦片 50 克，
     南瓜 150 克。

做法

1 大米洗净；南瓜去皮、去瓤，洗净，
  切小块。

2 锅内加适量清水烧开，加大米、南瓜
  块，煮开后转小火煮 20 分钟。

3 加燕麦片再煮 10 分钟即可出锅。

妊娠高血压

妊娠高血压是严重危害孕妇和胎儿健康的常见疾病之一，会直接危及孕产妇和围产儿的生命安全，尤其是随着孕妈妈过度补养，会使妊娠高血压发病率更高，因此妊娠高血压的防治显得尤其重要。

妊娠高血压的特点

妊娠高血压是妊娠期特有的疾病，是指孕妇在怀孕前或妊娠 20 周前血压不高，而正常妊娠 20 周后出现 2 次以上血压升高（ ≥ 140/90mmHg）；如收缩压比原来升高超过 25mmHg，或舒张压比原来升高超过 15mmHg，也列入妊娠高血压范畴。

1. 以高血压、水肿（常超过膝以上）和蛋白尿（定性为 + ～ ++++，定量为 > 0.5 克 /24 小时）为特征。尿蛋白定量 > 5 克 /24 小时应考虑重度妊娠高血压。

2. 若有高血压和蛋白尿，同时伴头痛、视物模糊、恶心、呕吐等，应考虑先兆子痫。

> **⋯⋯ 敲黑板**
> **医生有话说**
>
> **女性怀孕期间患上妊娠高血压，会增加日后患病的概率**
>
> 临床研究数据表明，与孕期血压正常的女性相比，患妊娠高血压的女性日后发生脑卒中的概率会增加 2 倍，中老年后发生高血压和心脏病的概率会增加 1.5 倍。因此，千万不要觉得只是妊娠高血压，产后就会痊愈而掉以轻心。

3. 妊娠高血压最严重的表现是子痫，患者会出现抽搐或昏迷。子痫阶段病死率很高，孕妇常因严重的并发症（胎盘早剥、心力衰竭、脑出血、急性肾衰竭等）而死亡，也容易引起早产、新生儿窒息、胎儿宫内死亡等。

妊娠高血压的自我管理

家庭管理

经常量血压

家里常备血压计，每天早起量一量。如果血压突然上升，要及时向医生咨询。

减少工作时间

疲劳会令血压升高，所以孕期的女性在工作上不要过于勉强自己，尽量减少工作时间，别太劳累。

避免旅行

怀孕期间，孕妇散步、外出购物是没有问题的，但应该尽量避免长途旅行，即使是短途旅行也最好放弃，有妊娠高血压风险的孕妇更要谨慎对待旅行。

用药管理

用哪些药安全有效

妊娠高血压用甲基多巴、哌唑嗪、肼屈嗪等较为合适。阿替洛尔、美托洛尔等 β 受体拮抗剂相对安全有效。禁用对胎儿有不良影响的药物，如利血平等。

慎用利尿药降压

大多数妊娠高血压患者应慎用和禁用利尿药，只有当出现全身水肿、脑水肿、肺水肿时，才能考虑使用利尿药。硝苯地平、尼卡地平可应用于妊娠早期和中期，临产前半个月不宜使用。

控血压
自我管理这样做

妊娠高血压患者一定要做好产检，加强母体和胎儿的监测。同时，妊娠高血压患者情况很特殊，既要考虑控制血压，又不能影响胎儿的生长发育，因此孕妇有任何不适都要随时咨询医生。

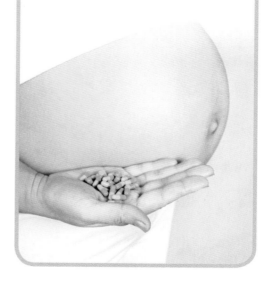

控制热量的摄入，避免孕期体重增加过快

肥胖是导致妊娠高血压的重要因素，因此怀孕期间一定要控制食物的摄入量。

不同体型孕期建议体重增加值

孕前 BMI	体型	建议体重增加值（单位：千克）
<18.5	消瘦	12.5～18
18.5～23.9	正常	11.5～16
24～27.9	超重	7.5～11.5
≥28	肥胖	6～6.8

控制盐和高盐食物的摄入

低盐饮食在防治妊娠高血压过程中发挥着重要作用。若每天食入过多的钠盐，会使血容量明显增加，导致血压上升，因此患有妊娠高血压的孕妇每天盐的摄入量应限制在 5 克内，同时少吃咸菜、泡菜、酸菜、火腿、香肠等高盐食物。

适当增加优质蛋白质的摄入

患妊娠高血压的孕妇，尤其是重度患者，由于尿中丢失蛋白过多，常伴有低蛋白血症。因此，应及时摄入优质蛋白质，以保证胎儿的正常发育。每日适宜补充的蛋白质量可参考体重，如体重 60 千克者，每天宜摄入 60 克蛋白质。

需要注意的是，如果患有高血压合并肾功能不全，则应限制蛋白质的摄入。

钙的消耗大，多吃一些高钙食物

钙不仅有助于胎儿的骨骼与牙床发育，而且能稳定血压。患妊娠高血压的孕妇最好多吃含钙丰富的食物，如奶制品、豆制品、鱼虾、芝麻等，也可适当补充钙剂。

搭配丰富的蔬菜和水果

患有妊娠高血压的孕妇，饮食中要注意搭配丰富且新鲜的蔬菜和水果，补充多种维生素和矿物质，有利于妊娠高血压的防治。

适量运动可预防病症

可选一些适合孕期做的运动，比如孕妇瑜伽、孕妇体操等运动项目，动作要轻柔舒缓，这样可以促进全身血液循环，不仅可以预防高血压，还有助于顺利分娩。

特效降压食谱

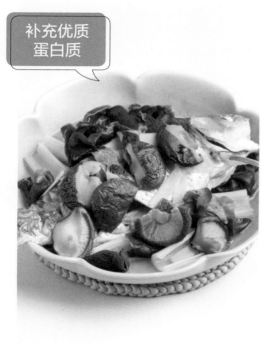

补充优质蛋白质

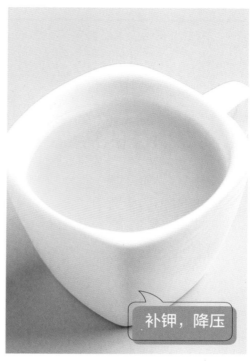

补钾，降压

香菇蒸鲫鱼

材料／干木耳5克，干香菇4朵，净鲫
　　　鱼1条（约200克）。

调料／葱段、姜片各5克，料酒10克，
　　　白糖1克，盐2克。

做法

1　干木耳泡发，洗净，撕小片；干香菇
　　泡发，洗净，去蒂后切块。

2　鲫鱼放入碗中，加入姜片、葱段、料酒、
　　白糖、盐、植物油，然后加入木耳片、
　　香菇块，上笼蒸半小时即可。

香蕉苹果奶昔

材料／香蕉、苹果各150克，牛奶300克。

做法

1　香蕉去皮，切小块；苹果洗净，去皮
　　除核，切小块。

2　将香蕉块、苹果块和牛奶一起放入果
　　汁机中，加入适量饮用水搅打均匀
　　即可。

儿童高血压

由于儿童血管弹性良好，血压增高幅度较小，因此儿童原发性高血压的治疗原则是少用药、多调理。

儿童高血压的特点

1. 约 50% 的患儿有高血压家族史。

2. 约 50% 的患儿是肥胖儿。

3. 症状不典型，易被误诊为神经系统或五官科疾病。若孩子出现头痛、视物模糊、发育迟缓、恶心呕吐或脑血管意外等，需要引起医生和家长的高度重视。

4. 有 60% ~ 80% 的患儿为继发性高血压。

5. 儿童高血压病情相对较轻，一般不发生心、脑、肾等重要脏器损害。不过，少数患儿的病情也可能在短时间内迅速恶化，发展为急进型高血压或顽固性高血压。

> **... 敲黑板**
> **医生有话说**
>
> **为儿童量血压，要用专用袖带**
>
> 为儿童量血压，16 岁以下儿童一定要用儿童专用袖带，绝不能用成人袖带代替，否则测量出的血压会低于实际血压，从而延误诊疗。

儿童高血压的诊断和控制标准

诊断标准

儿童高血压的诊断标准适用于 3 岁以上、18 岁以下儿童，3 次非同日收缩压和（或）舒张压均 ≥ P_{95} 时诊断为高血压。

注：根据年龄组不同身高范围所对应血压的 P_{50}、P_{90}、P_{95}、P_{99} 判定血压水平。具体可参考《中国高血压健康管理规范（2019）》之"中国 3~17 岁儿童青少年每岁身高对应的血压标准"来判断。

儿童高血压简化筛查公式

性别	收缩压（mmHg）	舒张压（mmHg）
男	100+2× 年龄	65+ 年龄
女	100+1.5× 年龄	65+ 年龄

控制标准

一般认为，学龄前儿童的血压应低于 110/70mmHg，学龄儿童的血压应低于 120/80mmHg，18 岁以下青少年的血压应低于 130/90mmHg。

儿童高血压的自我管理

家庭
管理

控制体重，避免肥胖

儿童形成高血压的因素很多，譬如遗传、肥胖、膳食与营养、心理与行为等，其中最重要的是肥胖，而肥胖又是与多重因素相关的一个结果。所以要控制体重，不让孩子超重或肥胖。

培养健康的性格

儿童时期正是性格的形成期，如果孩子有内向、抑郁、多动、自卑、畏缩等表现，要多关注这些负面情绪与孩子血压的关系。

良好的睡眠

睡眠与血压是相互影响的。睡眠不佳（包括睡眠时间不足和睡眠质量不良），容易出现高血压和其他疾病；血压偏高的儿童又往往影响睡眠，出现不易深睡、容易惊醒等表现。

运动
管理

增加运动量，避免肥胖

通过适当的运动，比如慢跑、踢球、做游戏等以增强体质，提高孩子的抗病能力，从而有效预防肥胖以及儿童高血压。

饮食
管理

儿童高血压的祸根：方便食品和含糖饮料

美国医学组织调查发现，在 10～13 岁的美国儿童中有 11% 患高血压。盐和糖摄入过量是儿童高血压的祸根，市场上出售的方便食品和含糖饮料，如干脆面、炸薯片、三明治、蛋糕、饼干、碳酸饮料等，对大多数孩子极具诱惑力。殊不知，这些食品的盐和糖含量都偏高。更具欺骗性的是，这类食品的口味并不总是咸的。一般而言，1~6 岁的幼儿，每天食盐量不超过 4 克，因此要从小培养孩子清淡饮食的习惯，不给或少给孩子买这些食品。

饮食原则：三高三低

儿童高血压患者除需补充优质蛋白质和维生素外，还宜遵循"三高三低"的饮食原则，即高维生素、高膳食纤维、高钙，低盐、低脂、低糖。具体来说，也就是在日常饮食中多吃新鲜蔬果以及豆制品、鱼肉、牛奶等富含钙的食物；口味宜清淡少盐，每日摄盐量应严格控制，少吃油腻、辛辣、过咸、过甜的食物。

特效降压食谱

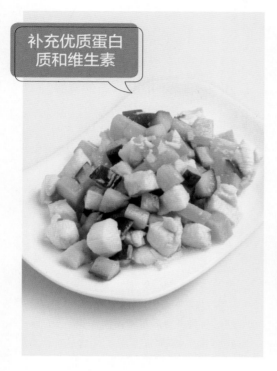

补充优质蛋白质和维生素

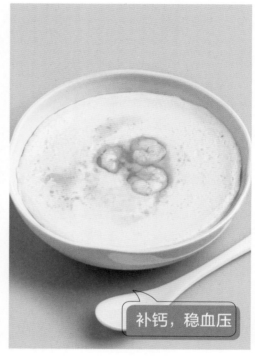

补钙，稳血压

炒三丁

材料／胡萝卜250克，鸡胸肉、黄瓜各150克。

调料／盐2克，葱花、姜末各适量。

做法

1 胡萝卜、鸡胸肉、黄瓜洗净，切丁。

2 锅置火上，放入适量植物油烧热，爆香葱花、姜末，下入胡萝卜丁翻炒，待八成熟时，放入鸡丁继续翻炒。

3 待鸡丁熟后，加入黄瓜丁略炒片刻，调入盐即可。

牛奶蒸蛋

材料／鸡蛋、虾仁各3个，鲜牛奶300克。

调料／盐、香油各适量。

做法

1 鸡蛋打入碗中，加鲜牛奶和盐搅匀；虾仁洗净。

2 鸡蛋液入蒸锅，大火蒸约2分钟，此时蛋羹已略成形，将虾仁摆放在上面，转中火再蒸5分钟，出锅后淋香油即可。